건강한
남북 보건의료 문화를 위한
청사진

한반도 건강공동체를
위한 길잡이

건강한
남북 보건의료 문화를 위한
청사진

한반도 건강공동체를 위한 길잡이

정기현 외 20인 지음

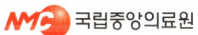 국립중앙의료원

책을 펴내며

남북 보건의료의 봄,
한반도의 평화로운 사계四季를 향하여

국립중앙의료원 원장 정기현

　2018년 대한민국의 봄은 특별했습니다. '하나의 봄', '한반도의 봄', '평화의 봄'…. 미디어 화폭을 수놓은 여러 수식어들 가운데 지난 4월 27일 남북정상회담이 건넨 메시지는 단연코 '고향의 봄'이 아닐까 생각합니다. 남과 북은 38선으로 나누어진 지 73년, 6·25전쟁 이후 휴전선 기준으로는 65년이라는 아픈 분단의 역사를 가지고 있습니다. 그런데 올해는 두 정상이 남쪽 길 위에서 손을 맞잡고 만찬장에서 고향의 봄을 함께 듣는 순간만큼은 오랜만에 조우하는 '고향 친구' 모습 그 자체였습니다. 오랫동안 얼었던 분단의 땅 위에 다시금 싹이 나고 웃음으로 꽃핀 남북한 봄의 여정은 매우 역사적이고도 뜻깊었습니다.

　하지만 긴 겨울의 마디를 건너다보면 봄기운 속에서도 응달진 곳이 있듯이, 잠시 흔들렸던 한반도 정세는 29일 만인 5월 28일에 2차 남북정상회담에서 보여 준 두 정상의 포옹으로 다시 훈기가 돌았습니다. 앞으로도 완전한 남북 평화 무드가 정착하려면 많은 난관이 있겠지만 평화의 희망을 저버리지 못하는 것은 남북한이 하나 되기 위한 7,000만 주민의 오랜 염원이 빛바래지 않은 채로 가슴에 생생하게 살아 있기 때문입니다.

이러한 남북의 화해협력은 세계평화의 새로운 장을 연다는 점에서도 각별해집니다. 종전협정이 평화협정으로 가는 그날까지 온 세계가 남북한이 걸어가는 이 뜻깊은 여정이 결실을 맺기를 바라는 이유이기도 합니다.

무엇보다 향후 정상회담이 정례화될 가능성이 큰 만큼 남북관계는 교류와 협력을 기반으로 한반도의 밝은 미래를 여는 방향으로 나아갈 것입니다. 도로·철도·항만, 문화·관광산업 등 많은 분야에서 남북의 산업 협력이 육성되고 촉진될 것으로 기대를 모으는 가운데, 국립중앙의료원은 보건의료 교류와 협력이 활발하게 이루어지도록 하는 데 앞장설 책임과 의무를 다할 것입니다.

보건의료는 국민의 생명과 건강이 직결되는 만큼 국가의 사회·문화·과학·경제 전반을 이끄는 근간입니다. 따라서 이 분야의 적극적인 교류와 협력은 남북 보건의료의 차이를 좁혀 나가는 데 큰 역할을 할 것입니다.

그중에서도 특히 신종 감염병에 대한 대응체계는 남북이 하나의 건강공동체가 되기 위해 가장 우선적으로 협력해야 할 부분입니다. 북한은 현재 감염병에 취약한 상황인데 실제 3명 중 1명이 감염병에 의하여 사망하고 있으며, WHO도 북한의 보건의료 문제 중에서 가장 큰 문제로 결핵, 말라리아, HIV/AIDS 등 세 가지 감염병을 꼽았습니다. 지난해 11월 판문점을 넘어 귀순한 북한 병사에게서 다량의 기생충이 발견돼 화제가 됐던 사실, 경제협력개발기구(OECD) 중 결핵 발생률 1위인 남한의 3배를 넘어서는 북한의 심각한 결핵 현황 등은 남북 간 보건의료 협력이 얼마나 절실한지를 보여 주는 단적인 예라 할 수 있습니다.

이런 실정에도 불구하고 현재 남북의 보건의료 협력은 2007년 10·4 공동선언 이후 좀처럼 물꼬가 트이지 않고 어려움을 겪었습니다. 그간의 난관을 뚫고 어렵게 찾아온 한반도의 평화로운 분위기 속에서 지금 보건의료 분야 전문가들은 앞으로 남북 보건의료 협력안을 마련해 지속적인 지원과 교류가 이뤄져야 한다고 한목소리를 내고 있습니다. 이를 실현시키기 위해서는 '공중보건 위기 대응 시스템'의 틀에서 남북의 전문가들이 모여 역량을 모으고 재정을 확보하여 현실화시키는 구체적인 방안을 모색해야 할 것입니다.

한국전쟁을 모태로 설립된 국립중앙의료원은 대한민국 대표 공공의료기관으로서, 공공보건의료 분야에서 체계적인 남북 의료 협력이 필요하다는 의식으로 출발하여 일찍부터 다양한 활동을 추진해 왔습니다. 2000년대 이후 북한이탈주민의 수가 급격히 증가하자 2006년 5월 2일에 대한민국 1호 북한이탈주민진료지원센터를 설립하여 북한이탈주민의 건강증진을 위한 다양한 진료지원 사업을 펼쳐 왔습니다.

또한, 북한이탈주민 정신보건 사업을 수행하여 북한이탈주민의 여러 질환을 진단, 예방, 치료, 관리하는 맞춤형 프로토콜을 개발하여 제공하고 있습니다. 여기에 앞으로는 북한의 보건의료 인프라에서도 사용할 수 있는 질병의 치료 기법을 연구하고 현장에서 효과적으로 활동할 수 있는 의료인을 양성하는 교육과 훈련 등을 적극 전개하고자 합니다.

2018년을 시작으로 국립중앙의료원은 공공의료의 역할과 기능을 다하기 위해 남북보건의료 협력의 선봉에 서서 보건의료 교육을 통한 인력 양성, 결핵 등 주요 질병에 대한 코호트 연구, 감염병 예방·치료·관리를 위한 근거 기반 대책 수립 등 다양한 진료 계획과 연구센터 설립 및 연계를 통해 시너지를 발휘하고자 합니다.

이를 위해 최근 국립중앙의료원은 신설된 남북보건의료연구부를 중심으로 남북보건의료 활성화를 위한 연구, 북한에 의료진 상주 시스템 기획 및 지원, 남북한 의료진 교류와 교육 등을 통해 새로운 차원에서 남북한이 하나의 건강공동체로 나아가는 길을 모색할 것입니다.

국립중앙의료원은 6·15 남북공동선언 18주년을 기념하여 그간 북한이탈주민 진료 노하우를 토대로 향후 의료 이용의 실태와 개선 방안을 마련하고 나아가 남북 의료 교류를 활성화하는 데 도움이 되고자 이번에 책을 출간하게 되었습니다.

이 책은 북한이탈주민들에게 흔한 감염병, 정신질환 등에 대해 이야기하며 여성 건강과 어린이 건강을 살펴보는 장도 있습니다. 또 북한이탈주민이 대한민국에서 건강한 삶을 유지할 수 있도록 식단관리, 생활습관, 병원 이용법 등의 안내도 모았습니다. 이 밖에 북한이탈주민에게 실질적으로 도움이 되고자 건강을 회복해 행복하게 살고 있는 북한이탈주민의 사례도 담았습니다.

북한이탈주민을 직접 진료했던 국립중앙의료원 의료진들과 다양한 직역의 전문가들이 함께 모여 만든 이 책이 북한이탈주민들에게는 건강한 생활을 위한 길잡이 역할을 하고, 북한이탈주민을 진료하는 의료진들에게는 좋은 사례가 되었으면 합니다. 나아가 북한이탈주민이 갖고 있는 어려움에 대해 서로 공감하고 이해하는 계기를 통해 건강한 남북보건의료 문화가 이뤄지길 바랍니다.

이 책을 만들기 위해 자신의 경험과 지식을 아낌없이 나누며 재능기부를 해 주신 저자 분들과 책이 나오기까지 수고를 아끼지 않으신 관계자 여러분께 진심으로 감사의 인사를 드립니다.

출간을 계기로 국민 모두가 평등하고 건강한 새로운 남북 평화의 시대를 위해 보건의료에 대한 국가적인 관심과 인식이 더욱 개선되고 발전되길 바랍니다. 어렵고 힘들었던 시련의 순간들을 극복하고 싹을 틔워 나가는 남북한의 봄이 봄만으로 끝나지 않고 여름, 가을, 겨울까지 이어지는 삼천리강산의 아름다운 사계를 염원합니다.

감사합니다.

2018년 6월 15일

정기현

차례

책을 펴내며
남북 보건의료의 봄, 한반도의 평화로운 사계四季를 향하여 · 정기현   5

1. **7,000만 한반도 주민의 건강을 책임지는 국립중앙의료원**
   -남북보건의료연구부 설립을 시작으로- · 정기현   12

2. **북한이탈주민의 신체건강과 정신건강에 대한
   통합적 접근** · 권준수, 김석주   28

3. **북한이탈주민의 발병, 그리고 치료 과정** · 남영화   42

4. **북한이탈주민에게 흔한 질환**
   | 감염병 | 정신건강 | 두통, 불면 | 노인 정신건강 | 여성 건강 | 어린이 건강 | 청소년 건강   60
   통일보건 국가 정책에 필수인 감염질환의
   이해와 관리 · 조준성, 정인아, 이지연, 김정현, 김지민   62
   북한이탈주민의 정신건강 증진과 회복을 위하여 · 이소희   78
   건강한 일상생활을 위한 불면과 두통의 상담과 치료 · 유소영   90
   만성질환과 정신건강의학적인 관리가 필요한
   북한이탈 노인주민 · 김현정   102
   북한이탈주민, 그리고 여성 건강 · 주성홍   120
   진료 현장에서 본 북한이탈 어린이 이야기 · 황세희   132
   북한이탈 어린이·청소년을 위한 제언 · 김재윤   152

5. **북한이탈주민의 건강한 삶**
   | 영양 관리 | 생활습관 관리 | 병·의원 이용법   158
   북한이탈주민의 영양 관리 · 진소라   160
   북한이탈주민의 생활습관 관리 · 김민정, 김석중   174
   북한이탈주민의 병·의원 이용법 · 이소희, 지소영   188

6. **북한이탈주민 이야기 "건강 찾아 행복해졌어요"** · 이효정   208

7. **북한 의료 실태와 통일에 대비한 과제들** · 이영종   222

1.

7,000만 한반도 주민의 건강을 책임지는 국립중앙의료원

남북보건의료연구부 설립을 시작으로

국립중앙의료원은 1958년 이후 대한민국의 공공의료를 책임지는 역할을 해 왔으며, 설립 60주년을 맞이하는 2018년부터는 남북한 모든 주민의 건강을 책임지는 보건의료 컨트롤타워로 거듭나고자 합니다. 이 역할을 공공보건의료연구소 산하 '남북보건의료연구부'가 주도해 나갈 것입니다.

7,000만 한반도 주민의
건강을 책임지는 국립중앙의료원
―남북보건의료연구부 설립을 시작으로―

국립중앙의료원 원장 정기현

'삼천리 금수강산을 삶의 터전으로 생활하는 남과 북의 7,000만 주민의 삶의 질 향상'.

이 당위적 명제를 현실화시키기 위한 첫걸음은 개개인의 건강권 보장 사업에서 출발해야 하며 국립중앙의료원은 그 초석이 되고자 합니다. 실제 남과 북의 보건의료 협력을 위한 사업을 시행하는 것은 국립중앙의료원이 실천해야 할 의무이기도 합니다(국립중앙의료원의 설립 및 운영에 관한 법률 제5조 5항).

다행히 성공리에 개최된 '2018년 평창 동계올림픽'에 이어 4월 27일 열린 남북정상회담은 한반도의 평화와 번영과 통일을 위한 '판문점 선언'을 통해 6·25전쟁 이후 극한의 대립관계를 이루었던 남과 북이 평화롭게 어우러져 지내는 이웃이 되는 길을 열었습니다. 물론 한반도 문제는 남북한 당사자 의견뿐 아니라 미국, 중국 등 강대국들의 역학 관계도 지대한 영향을 미치기 때문에 평화로운 공존을 달성하기까지는 난관도 적지 않을 것입니다. 게다가 같은 민족, 같은 모국어를 사용함에도 불구하고 남·북한 주민은 6·25전쟁 이후 65년이라는 긴 세월을 휴전선을 경계로 단절된 채 극한 대립 상태를 유지해 온 탓에 경제적·사회적·문화적 차이도 많은 게 사실입니다. 하지만 곳곳에 산재해 있는 어려움이 많더라도 서로에게 도움이 되는 일을 하나, 둘씩 주고받으며 우정과 신뢰를 쌓아 나가다 보면 어느새 남과 북은 자유롭고 평화로운 관계를 유지하는 공동체가 되어 화합의 빛을 발휘하게 될 것을 믿습니다. 이와 같은 아름다운 민족의 미래를 위한 첫걸음은 일상의 삶에서 가장 필요하며 접근성도 용이한 보건의료 분야에서 시작돼야 한다고 생각합니다.

국립중앙의료원은 1958년 이후 대한민국의 공공의료를 책임지는 역할을 해 왔으며, 설립 60주년을 맞이하는 2018년부터는 남북한 모든 주민의 건강을 책임지는 보건의료 컨트롤타워로 거듭나고자 합니다. 이 역할을 공공보건의료연구소 산하 '남북보건의료연구부'가 주도해 나갈 것입니다. 남북보건의료연구부는 남북한 주민 건강관리라는 기존의 목표를 뛰어넘어, 남과 북을 하나의 통일된 건강공동체로 간주하고 일관성, 지속성, 그리고 실천성을 겸비한 보건의료 청사진을 제시할 것입니다. 지난 12년간 국립중앙의료원이 선도적으로 실행해 온 북한이탈주민 진료를 통해서 쌓아 온 경험과 축적된 자료는 남북한이 건강공동체를 만들어 가는 중요한 밑거름이 될 것입니다.

1. 북한이탈주민센터를 통한 북한이탈주민 진료를 주도

앞서 언급한 바와 같이 국립중앙의료원은 태생적으로 남한은 물론, 북한의 보건 의료 업무도 수행해야 할 책임과 의무를 지닌 의료기관입니다.

건강은 한 개인이 인간적 존엄성을 지키기 위해서, 또 행복한 가정을 이루고 바람직한 사회 구성원이 되기 위한 필수 요건입니다. 선진 사회에서 건강권을 개인의 관리 차원을 넘어 사회가 관리하고 책임지는 이유입니다. 현재 남한과 북한은 영아사망률·질병 분포·평균수명 등 여러 지표에서 보듯, 건강 격차가 존재합니다. 이를 지혜롭게 극복하기 위해서는 서로가 소통과 교류를 통해 북한의 보건의료 현 주소부터 정확히 파악해야 합니다. 즉, 북한 주민의 건강 실태를 간접적인 통계자료나 전언을 통해서가 아니라 구체적으로 파악할 수 있어야 합니다.

국립중앙의료원은 2006년부터 북한이탈주민진료센터 및 상담실을 운영해 북한이탈주민들에 대한 각종 질병 치료, 정착 과정에서 동반되는 힘든 여정, 문화 충격과 적응 스트레스 상담 및 치료를 해 왔습니다. 그 덕분에 북한이탈주민에 관한 건강 정보와 자료를 확보하고 있습니다.

물론 북한이탈주민과 북한 주민의 건강 상태가 같지는 않을 것입니다. 특히 탈북 과정 중 발생한 외상이나 복합적인 질병 등 북한에 거주하는 주민에게는 해당되지 않는 부분도 적지 않습니다. 그럼에도 불구하고 북한이탈주민 진료 경험과 자료는 향후 북한 주민 의료지원을 보다 효율적으로 실행하는 데 큰 도움을 줄 것입니다.

북한이탈주민진료센터 주요 연혁

날짜	주요 내용
2006. 5. 2.	북한이탈주민진료센터 개소 ※사단법인 '새조위'와 연계
2008. 7. 1.	새터민 콜센터 개소(새조위에서 상주 상담사 지원)
2009. 10. 29.	서울중부경찰서와 북한이탈주민 건강지킴이 협약 체결
2012. 9. 28.	북한이탈주민의 정신건강대책 공청회 개최 「정신건강의학적 치료 및 관리 모델 개발」 연구 결과 발표
2013. 7. 5.	「북한이탈주민 의료 실태와 민·관 협력 방안」 세미나 공동 개최 (하나원, 의료협력병원, 협력단체 등)
2013. 12. 9.	「북한이탈주민 병·의원 이용 매뉴얼 개발」 토론회 개최
2014. 2. 12.	『북한이탈주민 병·의원 이용 안내서』 발간 및 배포

2. 통일보건의료센터를 중심으로 통일된 보건의료 정책 구상

국립중앙의료원은 남북한 교류가 활발해질 때를 대비해 일관되고 체계적인 의료 정책을 구상하기 위해 광복 70주년을 맞이한 2015년, 공공보건의료연구소 산하에 '통일보건의료센터'를 설립하였습니다.

이 센터를 중심으로 지난 3년 동안 원내의 다양한 부서들, NGO,

정부기관, 보건의료 관련 업계 등 각계각층과 협업하여 남북한이 융합할 수 있는 보건의료를 위한 교육과 연구, 대책을 수립할 수 있는 시스템을 모색해 왔습니다.

우선 센터 설립 첫해에는 통일부 지원으로 3회에 걸쳐 '통일준비 공공보건의료 심포지엄'을 개최했습니다. 첫 번째 심포지엄 주제는 '민족화합 및 공공보건의료자원 확보'였으며 두 번째 심포지엄에서는 북한의 모자보건 현황·추진제도·지원 전략·추진 기관 등에 관해 논의했고 세 번째 심포지엄은 감염병을 주제로 진행되었습니다. 이 중에서도 특히 북한의 결핵 및 감염병 실태 현황을 파악하는 일은 남

통일보건의료센터 연혁

날짜	주요 내용
2015. 2. 27.	'통일보건의료센터' 개소
2015	「통일준비 공공보건의료」 심포지엄 개최 (8. 21) 제1회-민족화합 및 공공보건의료 자원 확보 (10. 5) 제2회-모자보건 (11. 2) 제3회-감염병
2016. 4. 8.	사단법인 '미래한반도여성협회'와 업무협약 체결 '북한이탈주민 트라우마치료센터' 설치
2016. 11. 15.	『북한이탈주민 병·의원 이용 안내서』 개정판 발간 및 배포
2016. 11. 23.	「북한이탈주민의 진료·현황 분석 및 질병 관리 방안 제안」 심포지엄 개최
2017. 7. 14 ~10. 14.	「북한이탈여성 성폭력 동료 상담원 양성 교육과정」 운영 (주최: 미래한반도여성협회, 주관: NMC, 후원: 대한정신건강재단)
2017. 9. 13.	「남북 교류 및 통일 과정에서 감염병 전파와 확산의 예방과 대비 심포지엄」 개최
2017. 10. 18.	통일부 산하 '남북하나재단'과 업무협약 체결

북한 교류가 활발해질수록 반드시 계획을 세워 대책을 마련해야 하는 주제입니다.

정책 연구의 일환으로 2016년 수행된 '북한이탈주민의 진료 현황 분석 및 질병 관리 방안 제안' 연구는 10년간 북한이탈주민을 진료하면서 축적된 자료 분석을 통해 진료과별, 진단코드별, 주증상별, 연령별 입원과 외래 연인원 및 실인원 자료를 만드는 성과를 얻었습니다. 진료 건수가 높은 산부인과 진료 자료는 심층 분석도 추가로 하였습니다.

북한이탈주민들이 진료를 편리하게 볼 수 있게 하기 위해 진행한 건강검진 문진표의 '북한어 번역 표기 작업'은 현재 남한에 거주하고 있는 북한이탈주민뿐만 아니라 향후 남북한 보건의료 교류가 활발해질 경우 북한 주민 진료를 위해서도 유용하게 적용될 수 있을 것입니다.

두통·어지럼증·흉통 등 빈도가 흔한 증상은 환자들이 어떤 진료과에서 어떤 진찰을 받아야 하는지를 혼란스러워하는 경우가 많았는데 이 문제는 '통합진료프로토콜'을 만들어 해결하고자 하였습니다. 또 『북한이탈주민을 위한 병·의원 안내서』는 개정판을 낸 뒤 하나원 등에 배포하여 많은 북한이탈주민들이 활용하도록 편의를 제공하고 있습니다.

북한이탈주민은 탈북 과정에서 온갖 고초를 겪은 탓에 여러 가지 심각한 심신 후유증에 시달리는 경우가 많습니다. 게다가 남한에 정착한 이후에도 북한과 전혀 다른 문화권에 속하는 남한 생활에 적응하는 과정에서 다양한 스트레스 상황을 경험하게 됩니다. 이 문제를 집중적으로 해결하기 위해 국립중앙의료원은 2016년에는 북한이탈주민을 위한 '트라우마치료센터'도 개소하였습니다. 이 센터는 미래한반도여성협회와 함께 북한이탈주민의 트라우마 치료 등의 의료 지원뿐 아니라 정신건강을 증진하고 자살을 예방하기 위한 상호 협력체계도 구축하고 있습니다.

2017년 개최된 심포지엄인 '남북 교류 및 통일 과정에서 감염병 전파와 확산의 예방과 대비·대응'은 남북 교류 과정에서 감염질환으로 인해 초래될 수 있는 보건위기 상황에 대해 국가적 정책을 어떻게 세워야 하는지에 관한 방안을 제시하고 국립중앙의료원의 역할과 대책을 논의하였습니다.

통일보건의료센터는 북한이탈주민의 인권 향상을 위해 교육과 실태 조사를 수행하고 있는데 대표적인 사례로 '성폭력 동료 상담원 양성 교육'과 '북한이탈주민 인권침해 트라우마 실태조사' 등을 꼽을 수 있습니다.

3. 남북한 건강공동체의 산실이 될 남북보건의료연구부

국립중앙의료원 설립 60주년을 맞이해 그간 북한이탈주민센터를 통해 쌓아 온 진료 경험, 통일보건의료센터를 운영하면서 다져 온 보건 정책적 구상들을 토대로 남북한을 하나의 건강공동체로 관리하기 위해 남북보건의료연구부를 신설하였습니다. 주된 목표는 남북한 주민들의 자유로운 왕래가 오가는 시기를 맞이하여 보다 일관성 있고 지속적이면서 실천 가능한 보건의료 정책들을 발굴해 남북한 보건의료 분야 교류를 활성화시키고 7,000만 주민의 건강을 증진시키면서 통합된 한반도 의료 정책을 구축하는 데 있습니다. 감염병 등 다른 질환들도 해당 학회와 업무협약을 통해 연구와 교육을 함께해 나갈 것입니다.

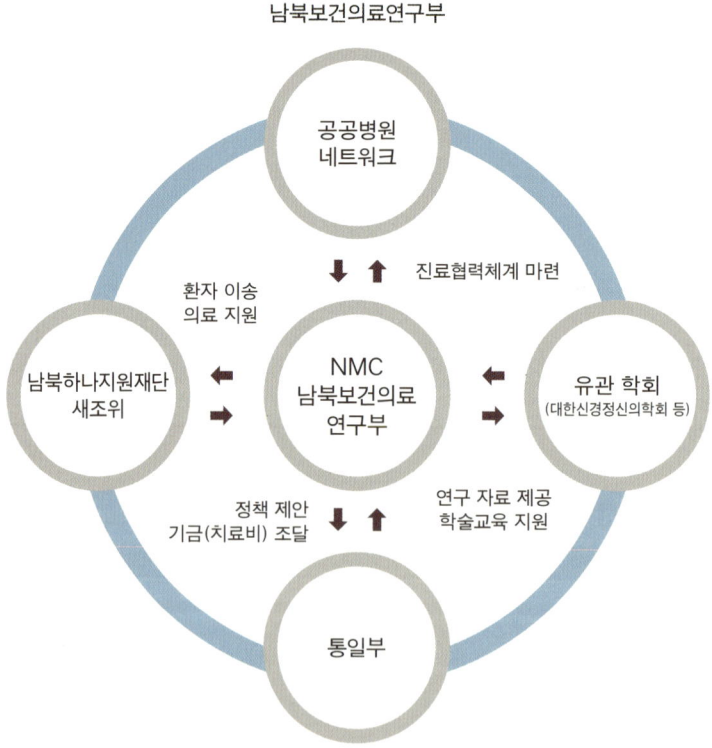

국립중앙의료원의 남북보건의료연구부는 우선 전국적인 공공병원 네트워크를 통해 진료협력체계를 마련할 것입니다. 대한민국에 정착한 북한이탈주민들이 각자 거주하고 있는 지역의 가까운 의료원을 편리하게 방문하여 진료를 받을 수 있게 하고, 해당 지역에서 해결하기 어려운 질환은 전국에 분포돼 있는 지방의료원 및 국립중앙의료원과 국립암센터, 국립정신건강센터, 국립재활원 등과 연계하여 폭넓은 진료를 받을 수 있도록 할 것입니다.

남북하나재단·새조위(새롭고 하나 된 조국을 위한 모임, 이하 새조위) 등 북한이탈주민 지원 단체를 통해 환자 이송과 의료 지원에 관한 협력체계도 보다 공고히 구축할 예정입니다.

아울러 북한이탈주민들이 흔하게 겪고 있는 트라우마 등 정신건강의학적 질환에 적극적으로 대응하기 위하여 대한정신과학회 등 학회와 업무협약을 맺고 학술적, 교육적 지원을 받고 환자 자료를 분석하여 보다 과학적 치료 대책을 강구할 것입니다. 감염병 등 다른 질환들도 해당 학회와 업무협약을 통해 연구와 교육을 함께해 나갈 것입니다.

통일부 등을 비롯한 정부기관과도 지속적인 협력 관계를 유지하여 북한이탈주민 건강 및 삶의 질 향상을 정책을 제안하고 공유하여, 필요한 기금(치료비)도 지원받을 계획입니다.

요약하면 남북보건의료연구부는 1차적으로는 북한이탈주민 진료를 지원하고 지원하면서 차츰 민·관·학 네트워크 구축을 확대하여 대북 보건의료 정책 개발을 도출해 낼 것입니다.

좀 더 세부적으로는 북한이탈주민의 보건의료 분야 지원과 동시에 환자들에 대한 교육 프로그램을 개발해 건강관리 및 증진 교육을 병행해 나갈 것입니다. 북한과의 보건의료 교류에 관련되는 유관 기관 종사자를 대상으로 정기적인 심포지엄도 개최할 예정이며 북한이탈주민들의 건강과 안정을 위해 도움이 되는 유용한 정보를 담은 서적도 출간할 계획입니다.

남북보건의료연구부가 야심차게 기획하는 사업 중 하나는 국립중앙의료원 의료진 및 전국의 공공의료 기관에 종사하는 의료진들의 협조를 받아 머지않아 개성공단이 재가동될 경우, 보건소 형식의 상주 진료소를 구축하고 운영하는 시스템을 개발하는 일입니다.

또 다른 한 축은 평양과 같은 대도시에 북한 상류층을 대상으로 한 치과·성형외과 등의 고급화된 진료소도 운영하고자 합니다.

이와 같은 보건의료 분야의 교류는 〈한반도의 평화와 번영, 통일을 위한 판문점 선언〉에서도 밝힌 남과 북이 당국 간 긴밀한 협의를 통해 민간 교류와 협력을 원만히 보장하기 위하여 쌍방 당국자가 상주하는 남북공동연락사무소를 개성지역에 설치하기로 한 것과도 맥이 닿는 일이라 할 수 있습니다(〈한반도의 평화와 번영, 통일을 위한 판문점 선언〉 1조 3항).

남북보건의료연구부는 상주 의료기관을 활성화시켜 궁극적으로는 남북 보건의료의 격차를 해소할 수 있는 구체적 방안을 모색할 것입니다.

〈한반도의 평화와 번영, 통일을 위한 판문점 선언〉 일부

1. 남과 북은 남북 관계의 전면적이며 획기적인 개선과 발전을 이룩함으로써 끊어진 민족의 혈맥을 잇고 공동 번영과 자주통일의 미래를 앞당겨 나갈 것이다.

남북관계를 개선하고 발전시키는 것은 온 겨레의 한결같은 소망이며 더 이상 미룰 수 없는 시대의 절박한 요구이다.

① 남과 북은 우리 민족의 운명은 우리 스스로 결정한다는 민족 자주의 원칙을 확인하였으며 이미 채택된 남북 선언들과 모든 합의들을 철저히 이행함으로써 관계 개선과 발전의 전환적 국면을 열어 나가기로 하였다.
② 남과 북은 고위급 회담을 비롯한 각 분야의 대화와 협상을 빠른 시일 안에 개최하여 정상회담에서 합의된 문제들을 실천하기 위한 적극적인 대책을 세워 나가기로 하였다.
③ <u>남과 북은 당국 간 협의를 긴밀히 하고 민간 교류와 협력을 원만히 보장하기 위하여 쌍방 당국자가 상주하는 남북공동연락사무소를 개성지역에 설치하기로 하였다.</u>
④ 남과 북은 민족적 화해와 단합의 분위기를 고조시켜 나가기 위하여 각계각층의 다방면적인 협력과 교류 왕래와 접촉을 활성화하기로 하였다.

안으로는 6·15를 비롯하여 남과 북에 다 같이 의의가 있는 날들을 계기로 당국과 국회, 정당, 지방자치단체, 민간단체 등 각계각층이 참가하는 민족공동행사를 적극 추진하여 화해와 협력의 분위기를 고조시키며, 밖으로는 2018년 아시아경기대회를 비롯한 국제경기들에 공동으로 진출하여 민족의 슬기와 재능, 단합된 모습을 전 세계에 과시하기로 하였다.

⑤ 남과 북은 민족 분단으로 발생된 인도적 문제를 시급히 해결하기 위하여 노력하며, 남북 적십자회담을 개최하여 이산가족·친척상봉을 비롯한 제반 문제들을 협의 해결해 나가기로 하였다.

당면하여 오는 8·15를 계기로 이산가족·친척 상봉을 진행하기로 하였다.

⑥ 남과 북은 민족경제의 균형적 발전과 공동번영을 이룩하기 위하여 10·4선언에서 합의된 사업들을 적극 추진해 나가며 1차적으로 동해선 및 경의선 철도와 도로들을 연결하고 현대화하여 활용하기 위한 실천적 대책들을 취해 나가기로 하였다.

특히 대북 보건의료 정책 개발을 위해서는 통일부를 비롯한 정부기관과 협력하여 대북 보건의료 정책 개발에 적극 참여하고자 합니다. 남북보건의료연구부를 중심으로 민·관·학이 서로 연계하여 긴밀한 네트워크를 구축한 뒤 남북한이 하나의 통일된 건강공동체로 나아가기 위한 연구 및 연구 사업을 지원할 것입니다.

특히 국립중앙의료원은 2022년 3월 설립 예정인 국립공공의료대학을 중심으로 남북한 보건의료 교류를 선도할 인력을 안정적으로 양성할 것입니다. 또 공중보건위기대응 시스템을 북한 지역까지 확대 구축하여 한반도에서 보건의료와 관련해 위기 상황이 발생했을 때 일선에서 대응할 것입니다.

일례로 남북보건의료연구부는 북한 내 감염병 유행 현황을 파악해 북한 주민들의 예방접종 전략 방향을 설정할 계획을 세우고 있습니다. 또 국내 정착을 시작한 북한이탈주민을 대상으로 한 코호트 혈액 연구를 통해 북한 주민의 질병 분포를 추정해 대책을 마련하고자 합니다. 이런 연구들은 국립중앙의료원이 중앙감염병병원으로 남북한 평화와 화해의 교류가 활발해질 시기에 감염병 관리를 선제적으로 대응하는 데 큰 도움이 될 것입니다.

남북한 주민의 행복한 삶이 넘치는 건강한 한반도를 만들기 위해서는 남과 북의 건강 현황을 파악하고 격차를 지혜롭게 극복해야 합니다. 국립중앙의료원은 국가 중추 의료기관으로서 향후에도 다양한 보건의료 분야 활동들이 서로 소통하고 협력할 수 있도록 조정하는 역할을 담당하고자 합니다. 그리하여 명실상부한 7,000만 남북한 주민을 위한 '한반도 건강공동체'를 달성시키도록 할 것입니다.

2.

북한이탈주민의
신체건강과 정신건강에 대한
통합적 접근

남한 주민들에 비해 북한이탈주민의 신체건강은 정신건강과 밀접한 관련이 있습니다. 북한이탈주민에게서 신체건강과 정신건강의 관련성이 높기 때문에 양자 간의 통합적인 접근이 북한이탈주민의 건강과 삶의 질 향상에 매우 중요합니다. 이를 위해서는 정신건강의학과와 타 진료 분야의 통합적인 접근, 의료기관과 지역사회 기관의 통합적 연계, 정신건강의학과 진료에 대한 북한이탈주민의 문화적 장벽 제거 등이 필요할 것입니다.

북한이탈주민의 신체건강과 정신건강에 대한 통합적 접근

대한신경정신의학회 이사장(서울대병원 정신건강의학과 교수) 권준수
성균관의대 정신건강의학과 교수 김석주

북한이탈주민이 다양한 건강 문제로 어려움을 겪는 것은 이미 널리 알려져 있습니다. 입국 이전 영양 공급이 부족해 체력이 떨어지거나, 열악한 의료 환경에서 질병 예방이 잘 되지 않고, 적절한 치료를 받지 못하는 경우도 많습니다. 이전에는 몰랐던 질환이 남한에 도착해서야 밝혀지는 경우도 드물지 않습니다. 남한 정착 이후에도 건강은 바로 회복되지 않는 경우가 많습니다.

몇몇 연구에 의하면 남한 거주 2~3년째인 북한이탈주민의 주관적 신체건강이 오히려 입국 직후 북한이탈주민들보다 나빴습니다. 자신의 건강이 나쁘다고 생각하는 북한이탈주민의 비율은 다른 남한 주민의 3배에 달합니다. 통증, 소화 장애, 심장 증상의 호소가 특히 흔하며, 만성질환이 더 흔하고, 몇 가지 질병이나 증상을 같이 가지고 있는 경우도 많습니다. 여성이 신체건강이 나쁘다고 호소하는 경우가 남성보다 흔했지만, 정착이 오래되면 오히려 남성의 주관적 신체

건강이 악화된다는 보고도 있었습니다.

    북한이탈주민은 신체건강뿐 아니라 정신건강에도 여러 어려움이 있습니다. 북한이탈주민은 탈북 전후 심각한 심리적 외상을 겪은 경우가 많고, 남한 정착 이후에도 남한 사회에 사회적, 경제적, 문화적 적응에 어려움을 겪습니다. 결국 북한이탈주민들은 외로움, 죄책감, 불안감을 겪는 경우가 흔하고, 외상 후 스트레스 장애(post-traumatic stress disorder, PTSD), 우울증, 알코올 남용 등의 정신장애가 흔합니다. PTSD의 유병률은 남한 정착 이후 점차 감소하는 추세를 보이지만, 더 이상 PTSD가 아니라고 하더라도 잔류 증상이 남아서 생활에 지장을 주는 경우도 많습니다. 우울증은 매우 흔하여 절반 이상이 경도 우울증에 해당한다는 보고도 있었습니다. 북한이탈주민의 우울증상은 사회경제적 수준이 비슷한 다른 남한 주민들에 비해 더 심했습니다. 우울증은 PTSD와 달리 점차 감소하기보다는 남한 정착 이후 지속되거나 오히려 악화된다는 보고도 있습니다. 우울증상의 정도에는 과거의 심리적 외상보다는 정착 과정의 스트레스가 미치는 영향이 더 큽니다. PTSD와 우울증 이외에도 알코올 남용이나 의존 역시 북한이탈주민에게서 흔합니다.

    북한이탈주민의 신체건강과 정신건강 모두 남한 사회 적응에 큰 영향을 미칩니다. 북한이탈주민들은 신체건강이 남한 사회 적응에 결정적 영향을 미친다고 이야기하는 경우가 많습니다. 신체건강이 나쁘고 여기저기 아프기 때문에, 취업을 하기 어렵고 경제적 자립이 어

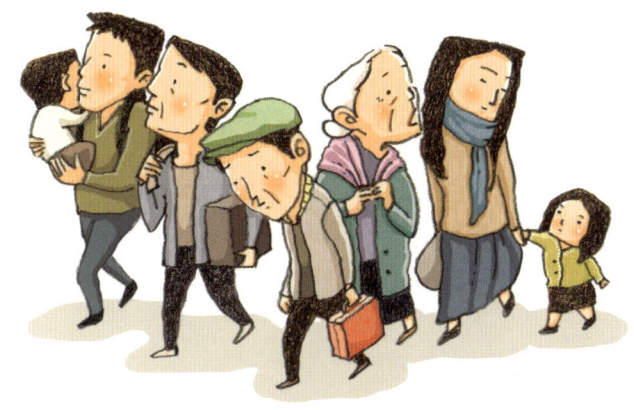

려워지고 제대로 된 교육을 받기 어렵다는 것입니다. 정신건강 역시 북한이탈주민의 남한 적응에 영향을 미칩니다. 최근의 연구 결과에 의하면 북한이탈주민의 심리적 외상 경험이 남한 생활 만족도, 특히 경제생활 만족도에 영향을 미치지만 이는 PTSD 증상이나 우울증상에 의해 매개되는 것이었습니다. 따라서 심리적 외상이 있다고 하더라도 정신건강만 제대로 회복된다면 남한 생활에 만족감을 느낄 수 있다는 것입니다.

 이렇듯 신체건강과 정신건강은 모두 북한이탈주민의 남한 생활에 대한 적응 능력이나 만족도를 증가시킵니다. 그런데 신체건강과 정신건강은 상호 간의 영향이 큽니다. 신체건강이 악화되면 심리적으로도 고통이나 우울, 불안을 느끼고, 정신건강이 악화되면 통증이나 신체 증상을 더 크게 느끼고 신체건강을 회복하려는 의욕이 상실됩니다. 이러한 상관관계는 남한 주민을 포함한 대부분의 사람에게도 나타나지만, 북한이탈주민의 경우에는 이러한 상관관계가 더욱 두드러집니다.

북한이탈주민의 신체건강과 정신건강의 깊은 관련성은 여러 연구에서 밝혀져 있습니다. 연구에 따르면 여러 가지 요인 중 북한이탈주민의 우울증상에 가장 영향력이 큰 것이 신체건강이었습니다. 신체건강이 나쁘다고 느끼는 경우 북한이탈주민의 우울증은 3배 이상 증가하였습니다. 신체질환과 우울증상과의 상관관계는 남한 주민에 비해 북한이탈주민에게서 훨씬 더 강력하게 나타났습니다. 우울뿐 아니라 불안, 신체화, 강박증, 대인 민감성, 적대감, 편집사고와 같은 정신건강지표들도 신체건강과 강력하고 독립적인 상관관계가 있었습니다. 반면 고용 상태 및 다른 사회 인구학적 변인들은 신체 증상과 독립적으로는 북한이탈주민의 우울증상을 예측하지 못했습니다. 추적 관찰 연구에 따르면 신체건강이 정신 증상에 미치는 영향력은 북한이탈주민이 남한에 정착한 지 오래되어도 지속된다고 알려져 있습니다. 성별, 연령, 남한 교육, 수입, 동거, 외상 경험, 스트레스를 모두 제치고 북한이탈주민의 우울과 불안을 가장 강력하게 예측하는 인자는 건강이었습니다. 다른 남한 주민들에 비해 북한이탈주민은 신체건강과 정신건강의 관련성이 매우 높습니다. 따라서 북한이탈주민의 신체건강 개선은 곧 정신건강 개선으로, 또한 정신건강 개선은 곧 신체건강 개선으로 이어질 가능성이 큽니다. 게다가 신체건강과 정신건강 모두 남한 정착 이후 삶의 질과 만족도를 향상시키므로, 북한이탈주민에게 정신건강과 신체건강을 통합적으로 진단하고 치료하고 예방하는 것은 북한이탈주민의 삶에 결정적인 영향을 미칠 수 있습니다.

이렇게 북한이탈주민의 신체건강과 정신건강이 다른 남한 주민들에 비해 밀접한 관련을 가지는 것에는 몇 가지 원인을 생각해 볼 수 있습니다. 우선 북한이탈주민의 신체질환이 남한 사회에 적응하기 어렵게 하고, 남한 사회에 적응하기 힘든 스트레스가 곧 우울과 불안과 같은 정신 증상을 일으키기 때문이라고 볼 수 있습니다. 즉, 북한이탈주민은 신체질환이 생기면 남한 주민이 신체질환이 생겼을 때에 비해 취직이나 소득 등에 미치는 영향이 클 수 있다는 것입니다. 단순 사무직보다는 신체노동이나 서비스에 종사하는 경우가 많은 북한이탈주민들의 신체질환은 남한 주민들의 신체질환에 비해 취업이나 수입에 미치는 영향이 더 클 가능성이 있습니다. 북한이탈주민이 스스로 보고한 미취업 이유 중 가장 흔한 이유가 건강 악화입니다. 북한이탈주민의 신체건강은 가난과도 관계가 있습니다. 추적 연구에 의하면 북한이탈주민에게 질병이 있으면 질병이 없는 북한이탈주민에 비해 소득이 절반으로 줄어들었으며, 입원해야 할 정도의 질병이 있었던 경우는 소득이 1/3로 줄어들었습니다. 그런데 북한이탈주민의 수입 수준이나 취업 여부보다 신체건강 자체가 정신건강에 더 큰 악영향을 준다는 보고가 많습니다. 따라서 신체질환에 의한 경제적 혹은 직업적 곤란이 정신건강을 악화시킬 수 있다는 것만으로 설명이 부족합니다.

둘째, 심리적 고통을 신체 증상으로 표현하는 증상, 즉 신체화 증상이 북한이탈주민들에게 더 흔해서 신체건강과 정신건강의 관련성이 더 높아진 것일 수도 있습니다. 많은 정신장애 증상은 신체 증상을 포함합니다. 우울이나 불안, PTSD는 과각성, 피로, 통증의 형태로 나타날 수 있습니다. 특히 감정을 직접 표현하지 않는 동양문화권이나 이주민 혹은 난민의 경우 심리적 고통을 신체 증상으로 표현하는 경우가 흔합니다. 여러 연구에서도 북한이탈주민에게 감정표현불능증이나 신체화 증상이 흔하다고 알려져 있습니다. 체면을 중시하는 유교적 문화, 불안이나 우울과 같은 감정을 표현하기 어려운 억압적 체제 경험, 새로운 사회에서의 자기표현의 어려움, 각종 심리적 외상의 경험 등은 북한이탈주민의 신체화나 감정표현불능증을 강화시킬 수 있습니다. 결국 북한이탈주민들이 호소하는 신체 증상의 일부는 정신과적 장애가 다른 형태로 표현된 증상일 수도 있습니다. 국립중앙의료원의 연구 결과 두통과 위장장애는 우울증이나 불안장애에 의한 경우가 많았고, 정신장애가 있는 북한이탈주민들의 2/3는 주로 신체 증상을 호소하였습니다. 북한이탈주민에게는 명확한 원인이 있는 감염질환이나 급성질환보다는 두통, 요통, 불면, 피로, 소화장애, 어지러움 같은 만성적이고 비특이적 증상이 흔합니다. 심한 신체 증상을 호소하지만 최신 검사 장비를 이용해도 특별한 이상을 발견할 수 없는 경우가 드물지 않습니다.

그 외에도 북한이탈주민에게서 신체건강과 정신건강의 관련이 깊은 것은 다양한 이유가 있을 수 있습니다. 북한이탈주민의 다양한 스트레스는 신체질환과 정신장애를 같이 일으킬 수 있습니다. 기능성 위장장애, 소화성 궤양, 과민성대장증후군, 심장질환과 같은 신체질환은 스트레스의 영향을 크게 받습니다. 북한이탈주민들이 남한 주민들이 겪기 어려운 극심한 스트레스를 겪기 때문에 신체질환과 정신장애가 같이 일어난다면, 신체질환과 정신장애의 관련성은 더 강해지게 될 것입니다. 북한이탈주민이 흔히 겪는 폭력이나 사고, 감염, 영양결핍이 신경정신질환을 유발하고 관련된 정신 증상을 일으킬 수 있습니다. 스트레스가 신경내분비계나 면역 기능에 영향을 미치고, 이 영향이 신체질환과 정신장애 모두에 다시 영향을 줄 수도 있습니다. 그 외에도 우울, 불안 등을 동반하는 알코올 남용과 같은 정신장애는 다른 신체질환을 유발할 수 있습니다.

그렇다면 북한이탈주민에게 신체건강 증진과 정신건강 증진을 통합적으로 접근하려면 어떻게 하여야 할까요? 북한이탈주민의 정신건강과 신체건강에 대한 개별적인 지원은 이미 많이 이루어지고 있습니다. 그런데 신체건강을 치료할 때 신체 증상에만 집중하거나 정신건강을 치료할 때 정신건강만을 다루게 된다면 여러 문제가 생기게 됩니다. 정신 증상을 보고하지 않고 신체 증상만 보고하는 북한이탈주민들에게서 정신장애를 선별하지 못할 수도 있습니다. 또한 선별하더라도 장기적인 치료가 필요한 신경정신질환 치료가 중도에 단절된다면 신체건강과 정신건강 모두가 악화될 가능성이 높습니다. 정신 증상에 대한 접근에서도 신체 증상을 같이 고려하지 않는 경우 문제가 될 수 있습니다. 다양한 심리 상담은 북한이탈주민의 정신건강을 증진시킬 수 있으나 신체 증상의 호전 역시도 항상 같이 평가할 필요가 있습니다. 간혹 북한이탈주민의 신체질환이나 신체화 증상의 특성에 대해 잘 알지 못하고 심리 상담만을 진행하는 경우 의미 없

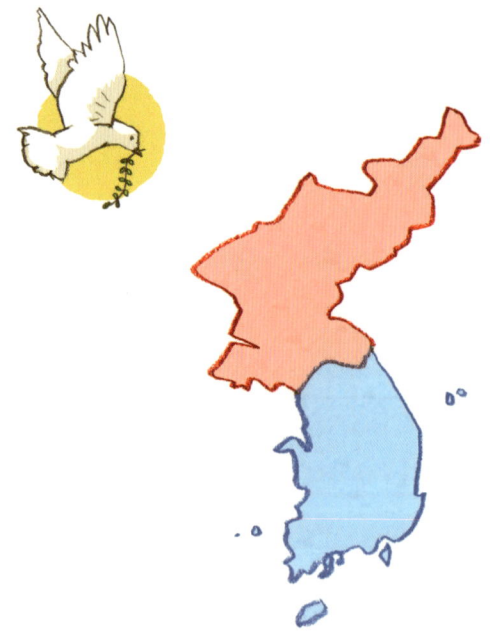

는 내과적 검사만을 반복하게 될 수도 있습니다.

　북한이탈주민의 신체건강과 정신건강에 대한 통합적 치료를 위해서는 신체질환을 치료하는 의료진과 정신건강의학과 의료진의 연계가 필수적입니다. 북한이탈주민의 특수성을 고려한다면 신체 증상을 주된 이유로 병원에 온 경우에도, 우울, 불안, 불면 등 정신 증상의 평가가 함께 이루어져야 합니다. 만약 우울이나 불안 증상이 유의한 경우 정신건강의학과 치료를 받을 수 있도록 해야 합니다. 이를 위해서는 정신건강의학과 이외 영역의 보건의료인들에게도 북한이탈주민의 정신건강이나 증상에 대한 이해가 절실합니다. 정신건강의학과가 아니더라도 북한이탈주민을 진료하는 의료진은 신체 증상을 호소하는 북한이탈주민에게 정신장애가 흔하다는 것을 알고 있어야 합니다. 이를 위해서는 다양한 전문 영역을 갖추고 통합적인 접근을 할 수 있는 의료기관의 북한이탈주민 지원이 도움이 될 수 있으며, 이 기관들을 중심으로 전반적인 의료인에 대한 교육이 이루어져야 합니다. 이에 대한 국가의 지원 역시 필수적입니다.

　북한이탈주민의 신체건강과 정신건강을 통합적으로 관리하기 위해서는 지역사회 보건기관의 역할도 중요합니다. 이를 위해서는 각 지역사회의 의료기관, 정신건강을 담당하는 정신건강증진센터, 북한이탈주민을 지원하는 하나센터 등이 서로 잘 연계되어야 합니다. 지역 정신건강센터나 하나센터에서는 지역 사회 북한이탈주민들에게 정신장애의 진단과 치료, 정신 증상과 신체 증상의 관련성, 필요한 경우 진료받는 절차를 교육해서 정신 증상에 대한 적절한 치료를 받을 수 있도록 도와주어야 합니다.

북한이탈주민의 신체건강과 정신건강에 대한 통합적 접근을 위해서는 문화적 장벽도 극복해야 합니다. 북한이탈주민은 건강과 질병에 대한 개념이 남한 주민과 확연히 차이가 있습니다. 예방과 진단, 치료에 대한 개념에도 차이가 있습니다. 특히 북한에서는 심각한 증상을 가진 정신장애인을 열악한 시설에 수용하는 49호 병원이 곧 정신건강의학과라고 생각하므로 정신건강의학과 진료에 대한 편견과 거부감이 매우 큽니다. 정신건강의학과에서 어떤 증상을 어떻게 치료를 받아야 하는 것인지 정보 자체가 부족할 수도 있습니다. 신체건강과 정신건강에 대한 통합적 접근을 위해서는 북한이탈주민에게 남한의 정신건강의학과에서는 환청이나 정신이상이 아니라 불면, 피로, 식욕 부진, 가슴 떨림과 같은 증상도 치료한다는 것을 홍보할 필요가 있습니다.

결론적으로 다른 남한 주민들에 비해 북한이탈주민의 신체건강은 정신건강과 밀접한 관련이 있습니다. 이는 신체질환이 남한에서 직업적·경제적 곤란을 일으켜 우울과 불안을 유발하기 때문이거나, 심리적 고통을 신체 증상으로 표현하는 신체화 증상이 심하기 때문일 가능성이 높습니다. 북한이탈주민에게서 신체건강과 정신건강의 관련성이 높기 때문에 양자 간에 통합적인 접근이 북한이탈주민의 건강과 삶의 질 향상에 매우 중요합니다. 이를 위해서는 정신건강의학과와 타 진료 분야의 통합적인 접근, 의료기관과 지역사회 기관과의 통합적 연계, 정신건강의학과 진료에 대한 북한이탈주민의 문화적 장벽 제거 등이 필요할 것입니다.

3.

북한이탈주민의 발병,
그리고 치료 과정

실질적으로 북한이탈주민들의 90% 이상은 보통 사람들은 상상할 수 없을 정도의 트라우마를 겪고(개인에 따라 다를 수 있음) 있습니다. 북한이탈주민들은 질병으로 인해 사회생활에서 낙인찍힐까 봐 진료를 거부하거나 진료비가 부담스러워 병을 키우고 있는 상황입니다.

북한이탈주민의 발병,
그리고 치료 과정

사단법인 미래한반도여성협회 대표 남영화

　북한이탈주민들이 대한민국 사회에서 건강한 삶을 찾아 행복한 사회생활을 영위하는 데 조금이라도 도움이 되었으면 하는 바람에서 북한이탈주민이 흔히 겪는 질환에 대해 발병부터 그 치료에 이르기까지 소상히 이야기를 해 보겠습니다.

　필자는 2003년에 탈북하여 대한민국에 정착했습니다. 이후 수많은 북한이탈주민들과 상담하는 과정에서 그들이 탈북하면서 느낀 심리적·정신적 고통을 이해하고, 이를 극복하고 해결해 나갈 수 있는 방법을 모색하게 되었습니다. 2014년에 '북한이탈주민 종합상담소'를 개설하여 2016년 4월에는 국립중앙의료원과 협약을 맺고 '트라우마치료센터'와 '자살예방센터'를 개설하였습니다.

　'트라우마치료센터'와 '자살예방센터'는 국립중앙의료원 내 8층에 위치하고 있습니다. 전문성을 갖춘 동료인 북한이탈주민 전문상담원이 북한이탈주민들의 고충에 대해서 상담을 해 주고 있습니다. 의료급여 1종, 의료급여 2종, 비급여 대상자 등 의료사각지대에 놓인 북한이탈주민들에게 국립중앙의료원의 301네트워크 사업의 지원을 통해 진료비 지원을 해 주고 있으며, 이를 통해 많은 분들이 행복한 삶을 다시 얻어 가고 있습니다.

많은 북한이탈주민들이 이 글을 보고 탈북 과정에서 겪었던 트라우마 발병의 근원을 치료하고 대한민국에서 보다 나은 행복한 삶을 살아가길 바랍니다. 더 이상 힘들어하지도 아파하지도 말고 전문성을 갖춘 동료상담원에게 마음을 터놓고 아픔을 나누고 치료해 나가길 바랍니다.

1. 북한이탈주민들의 트라우마는 인권 유린에서부터 발병한다

정신이 건강하다는 것은 갈등하지 않고 합리적인 결정을 할 수 있는 상태를 말합니다. 또한 환경적 스트레스와 내적인 압력에 대응할 능력을 만들 수 있고 수행할 수 있는 지속적인 능력을 지님으로써 갖게 되는 상대적으로 좋은 정서 상태를 일컫습니다.

북한이탈주민들은 심각한 고난의 행군으로 인해 식량 공급이 단절되면서 체력적인 소모가 많습니다. 여기에 더해져 탈북 과정에서 겪은 정신적인 피해는 트라우마로 이어져 심각한 고통을 겪게 됩니다.

이러한 육체적·정신적인 고난이 북한이탈주민의 트라우마의 근본 원인이 된다고 볼 수 있습니다.

생존권을 지키기 위해 본국을 탈출한 사람은 어느 나라에서든 난민으로 보호받고 있습니다. 하지만 유독 중국 정부만이 탈북자들을 난민으로 인정하지 않고 불법 체류자로 적발하여 강제 북송시켰고, 그것은 지금도 마찬가지입니다.

2. 중국 내 체류 탈북여성들이 당하고 있는 인권 유린

탈북여성들은 굶주림에 시달리다 배고파서 어쩔 수 없이 배신이라는 딱지를 등에 달고 국경을 넘어온 난민 여성들입니다. 탈북여성들은 중국의 비보호로 인해 누군가에게 잠시라도 보호받지 않으면 안 되는 상황입니다. 그 바람에 몇천 원(위안)에 물건처럼 팔려 심심산골이나 혹은 노인들에게 성노예가 되어 꽃다운 청춘을 무참히 짓밟힌 인생을 살아왔거나, 또 지금 현재도 중국에서 유린된 삶을 살고 있습니다.

인간에게 있어 인권은 가장 큰 권리입니다.

인권이란 두 글자조차 모르고 사는 탈북여성들에게 인권 유린은 참혹하게 다가옵니다. 수년 동안 인권 보호를 위해 국제사회와 많은 민간단체들에서 캠페인을 벌이고, 해결 방도를 찾고 있지만 중국 내 체류 탈북여성들의 인권문제를 수수방관하는 사이 많은 탈북여성들의 인권이 박탈되고 있습니다.

"인류 사회의 모든 구성원은 타고난 존엄성과 남에게는 넘겨 줄 수 없는 권리를 가지고 있다."

_1948년 세계인권선언문 전문의 내용

인권은 민족, 국가, 인종 등에 상관없이 인간이라면 누구에게나 인정되는 보편적인 권리 또는 지위를 말합니다. 이런 의미에서 사람으로서 사람답게 살 권리이며, 사람다움을 실현하는 권리이자 인간으로서 존엄성과 가치를 존중받으며 살 수 있도록 해 주는 것이 바로 인권입니다.

1) 중국 내 체류 기간 탈북여성들의 인권은 무참히 짓밟혔다

중국에 체류하고 있는 탈북여성들은 대부분 신변 보호를 위해 어쩔 수 없이 팔려 가거나 최하층 수준에 사는 남성과 원하지 않는 결혼을 합니다. 심심산골에 팔려 간 집에는 여자들은 없고 시아버지와 늙어 가도록 장가를 못 간 아들들만 사는 경우가 많습니다.

[사례 1]

　2006년도에 탈북한 허 모 씨의 증언에 의하면 그는 하북성에 있는 심심산골의 어느 마을에 팔려 갔다고 합니다. 그는 처음에 팔려 가서 말도 모르고 길조차 알 수 없어 어쩔 수 없이 가옥에 수년간을 갇힌 생활을 했다고 합니다. 시골이라 시키면 남자들이 아버지와 살고 있는 집은 집이라 할 수 없을 정도로 누추한 오두막 같은 집이었습니다. 더군다나 한족이어서 말도 알아들을 수가 없어서 수개월 동안 벙어리 흉내를 내면서 집안 남자들의 온갖 시중을 다 들었다고 합니다. 낮이면 농사지으러 가는데 그가 도망갈까 봐 문을 내내 잠그는 바람에 갇힌 생활을 하였다고 합니다.

　그런데 문제는 갇힌 생활뿐이 아니었다고 합니다. 집에는 시아버지 되는 사람과 남편이라는 사람, 그리고 남동생, 남자가 모두 셋이었다고 합니다. 허씨는 어느 날 '인간 취급조차 못 받으면서 노예가 되느니 도망쳐야겠다고 결심하고 시도하다가 주변 마을 남자한테 걸려서 한집에 살던 세 남자에게 잡혀서 뭇매를 맞았다고 합니다. "내가 너를 얼마에 샀는지 아느냐? 가려면 5,000원을 내놓고 가라"고 하면서 "너는 내가 돈을 주고 샀기 때문에 시키는 대로 해야 한다. 절대로 도망을 못 간다. 도망가다 걸리면 죽을 줄 알라"고 협박하였고 갈비뼈가 부러지도록 밟혔다고 합니다.

그는 지금도 그때의 일을 생각하면 치가 떨려 자다가도 소스라쳐 깨어나곤 한다면서 정신 불안증에 시달리고 있었습니다. 허씨 역시 중국 내 탈북여성들의 인권을 보호해야 한다고 말했습니다.

[사례 2]

김씨는 길림성의 시골 마을에 팔려 가서 아기를 낳았습니다. 그런데 안타깝게도 아이를 낳은 지 2개월 만에 중국 공안에 잡혀 북송됐다고 합니다. 2개월 된 아기는 모유를 먹어야 살 수 있습니다. 설사 모유를 먹이지 않고 분유를 먹인다고 해도 엄마는 아기를 돌봐야 합니다. 중국 공안도 사람일 텐데 2개월 된 아기를 눈으로 보면서도 출산한 여성을 무자비하게 잡아갔고 강제북송시켰다는 사실은 믿기 힘든 상황입니다. 하지만 이것은 중국 내에 체류하고 있는 탈북여성 한두 명만이 겪은 일이 아닙니다. 출산하면 세상으로부터 축복을 받아야 하지만 중국 내 체류 탈북여성들은 잡혀갈까 봐 두려움에 떨면서 숨죽이며 살고 있습니다.

김씨는 2008년에 대한민국에 입국했습니다. 그는 트라우마로 수년간 고통 속에 살았다고 합니다.

2) 강제 북송은 살인 행위이다

여성에게 출산은 가장 큰 행복이고 사랑이고 전부입니다. 중국정부와 중국인들의 가혹한 폭력은 무기를 휘두르든 휘두르지 않든 살인 행위라고 볼 수 있습니다.

북한이 고난의 행군(1994~2000)으로 식량난을 겪은 사실은 전 세계가 알고 있는 공식적인 역사입니다. 북한 측에서도 유엔 기구에 식량 지원을 요청했고 유엔 기구를 비롯한 각국의 나라들에서 식량을 지원했습니다.

하지만 밑 빠진 독에 물 붓기라는 말이 있듯이 각국의 나라들에서 식량 지원을 했지만 북한 내 주민들의 식량을 충족시키기에는 역부족이었습니다. 1994년 이후 고난의 행군을 겪으면서 수많은 북한 주민들이 굶어죽은 것은 부인할 수 없는 사실입니다.

세계 어느 나라든 배고픔에 살길을 찾아 나라를 떠도는 사람들은 난민으로 인정을 합니다. 국제사회는 이미 1951년 "난민의 지위에 관한 협약"을 채택하고, 1967년 선택의 정서를 만들어 난민에 대해 특별한 보호 의무를 규정하고 있습니다. 하지만 중국정부는 탈북자를 난민으로 인정하지 않고 있습니다.

탈북자 강제 북송은 반인도주의적, 반인류적 행위이며 범죄입니다. 2005년부터 2009년까지 5회에 걸쳐 유엔 총회에서 '북한인권개선촉구결의안'을 채택했습니다. 전 세계가 북한 인권에 큰 관심을 가지고 있지만 중국정부는 지속적으로 탈북자들을 강제로 잡아들여 북송시키는 인권 유린 행위를 저지르고 있습니다. 탈북자들이 북송되면 어떤 형벌이 기다리고 있는지 중국정부는 너무나도 잘 알고 있습니다.

무기를 휘두르지 않는다고 해서 범죄자가 아닌 것은 아닙니다. 배고픔에 시달려 어쩔 수 없이 탈북을 결심한 이들에게 다시 죽음으로 내모는 일은 최소한 인도적 차원에서 하지 말아야 합니다. 인간은 누구나 행복할 권리가 있고 인간답게 살 권리를 가지고 태어납니다. 하지만 중국정부는 임신했건, 갓 출산했건 야밤에 들이닥쳐 탈북여성들을 잡아가는 반인륜적인 범죄 행위를 감행해 오고 있습니다.

3. 탈북여성들의 생존권과 발병의 근원

중국 내 탈북여성들의 생존 또한 거론하지 않을 수 없습니다. 인맥 하나 없이 무작정 가족을 살리기 위해 탈북한 여성들은 중국 내 체류 과정에서 가는 곳마다 짓밟힌 삶을 살고 있습니다.

인권이 보장되는 사회에서도 생계를 유지하기란 여간 힘들지 않습니다. 국적도 없이 쫓기는 처지에 돈 한 푼이라도 벌어서 가족을 먹여 살려야겠다는 의지 하나로 식당이나 세탁소, 때밀이에 하물며 유흥업소에서 중국 공안의 눈을 피해 가면서 죽음을 감수하며 생존을 이어 가야만 했습니다.

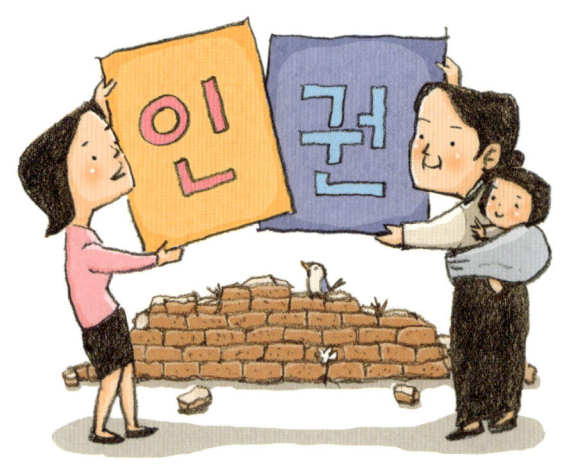

　탈북여성들을 난민으로 인정하지 않고 불법 체류자로 적발하여 잡아다가 강제 북송시키기 때문에 최소한 잡혀서 북송되지 않으려고 숨을 죽이고 살아온 데서 그 근원을 찾을 수 있습니다.

　또한 언제 북송될지 모르는 불안과 공포, 은둔 생활, 원하지 않는 결혼생활, 강간, 성폭행, 성매매, 가정폭력, 강제 송환 등이 모두 발병의 근원입니다. 이로 인해 대한민국 입국 후에도 불안과, 공포에 시달리는 악몽, 우울 증세와 좌절감, 환각, 슬픔, 경제적 빈곤, 사회적 약자로 인한 심리 불안, 갈등을 겪게 되면서 트라우마는 점점 심해져 가고 있습니다.

4. 인권 침해로 인한 우울증

중국에서 생활하던 정 모 씨는 중국을 거쳐 한국으로 오는 과정에 중국의 브로커들한테 8번의 성폭력을 당했다고 합니다. 대한민국에 입국 후 정 모 씨는 그로 인한 정신적인 트라우마로 정상 생활이 어려울 정도로 힘들어했습니다. 밤이 되면 두려움과 공포로 인해 불을 끄지도 못하고, 꼬박 뜬눈으로 지샌다고 합니다. 한동안 동네 병원을 다니기도 했지만 좀처럼 나아지지 않아 죽을 만큼 힘들었다고 호소했습니다.

이처럼 탈북여성들이 받은 치욕은 죽을 때까지 치유되기 어려운 상처로 남아 있습니다. 그 후유증은 정신적인 스트레스로 인한 정신 불안감과 정신착란증으로 이어지고 있으며, 심지어 자살 충동으로까지 이끌려 정상적인 생활을 하기에 어려움이 뒤따르고 있습니다.

뿐만 아니라 그 자녀 또한 올바른 사회정착을 하기에 큰 장애를 겪고 있습니다. 대한민국 정부에서 탈북 자녀들의 교육에 힘쓰고 있지만 이러한 가정의 자녀들은 엄마의 우울증 장애 때문에 가정에서 거의 대화가 없다고 볼 수 있습니다.

대한민국의 문화적 차이도 있지만 대부분의 청소년들은 우울증을 겪고 있는 엄마의 영향으로 가족이 다 같이 우울증에 시달리고 있다고 볼 수 있습니다. 서울 강서구의 모 초등학교 선생님은 학부모와의 상담에서 엄마가 우울증을 앓고 있는 자녀는 학교에서도 우울하고 학생들과 어울리지 못하고 정서가 불안하다고 답했습니다.

가정문제는 성장기 청소년에게도 아주 큰 영향을 미칩니다. 건강한 가족이 아이들을 건전하고 바른 아이로 키울 수 있습니다. 문화적 충격도 크고 탈북 청소년이라는 멍에도 무거운데 부모의 정신적 스트레스는 고스란히 자녀와 남편에게까지 돌려지고 있습니다.

[사례 3]

강남에 거주하고 있는 김 모 씨는 2014년 9월 탈북한 지 3년이 되었습니다. 그는 매일 저녁 공안에 잡히거나 북한에 있을 때의 집을 경찰이 둘러싸고 있다든가 또는 두만강을 건너면서 쫓기는 악몽을 꾸었다고 했습니다. 그러한 꿈은 3년 동안 계속되었으며 너무 힘들었다고 얘기를 했습니다. 게다가 정신과 치료를 받으려고 병원을 찾아갔더니 상담하는 데 드는 비용이 7만 원 ~15만 원이라고 하면서 경제적인 어려움도 호소하였습니다.

실질적으로 북한이탈주민들의 90% 이상은 보통 사람들은 상상할 수 없을 정도의 트라우마를 겪고(개인에 따라 다를 수 있음) 있습니다. 북한이탈주민들은 질병으로 인해 사회생활에서 낙인찍힐까 봐 진료를 거부하거나 진료비가 부담스러워 병을 키우고 있는 상황입니다.

이는 그동안 북한이탈주민들이 겪는 정신적 스트레스에 대한 정부의 대책 마련이 매우 미비했다는 것을 의미하기도 합니다. 수많은 대학교수들과 의료진들이 북한이탈주민들의 정착을 도와주고 상담을 해 가며 연구를 해 왔지만 쉬운 일이 아니었으며 어떻게 해결해 나가야 할지 과제로 남아 있습니다.

5. 북한이탈주민을 위한 트라우마치료센터를 운영한다

국립중앙의료원은 북한이탈주민들이 탈북 과정에서 겪은 정신적 고통과 우울증으로 인한 치료 대책을 마련하기 위해 2016년 4월 10일 사단법인 미래한반도여성협회와 업무협약(MOU)을 체결하고 북한이탈주민들의 정신적 스트레스와 우울증, 자살 예방을 위해 트라우마치료센터를 개설하였습니다.

트라우마센터를 개설한 이후 트라우마를 겪고 있는 많은 분들이 치료를 받고 새롭고 건강한 삶을 살고 있습니다. 또한 대한민국에 입국하는 과정에서 경험한 정신건강 문제를 집중 치료하는 한편 극심한 트라우마로 인해 생겨난 우울증, 자살, 외상 후 스트레스 장애 치료는 물론, 전문적이고 효율적인 자살 예방 활동도 하고 있습니다.

[사례 1]

대전의 31세 강 모 씨는 어릴 때부터 중국 공안이 집에 들이닥칠 때면 놀란 가슴을 달래며 입을 막고 숨어서 억지로 참고 견뎠던 일들이 날이 갈수록 병적 증세로 나타나 말을 더듬거리거나 사람들 앞에서 이상한 증세를 나타냈습니다.

하지만 국립중앙의료원의 트라우마치료센터에서 3개월 동안 진료를 받은 후 증세가 완화되기 시작했다고 고마움을 표시했습니다.

[사례 2]

홍 모 씨는 대한민국 입국 후 하나센터를 통해 전문 의료진을 소개받았으며 대한민국의 유능한 전문의로부터 매주 2차의 상담과 약물 복용을 반복했습니다. 하지만 1년간의 치료에도 아무런 효과가 없어 병적 증세는 점점 심각해져 갔습니다. 전문 의료진은 비상대책회의를 소집하고 우울증을 해결하기 위해 최선의 노력을 해 왔지만 그녀의 아픈 마음을 헤아려 주기에는 부족했습니다.

홍 모 씨는 지인을 통해 트라우마센터의 전문상담사를 소개받아 상담을 받기 시작했으며, 그 후 바깥에 나가기 두려워하던 그는 차츰 달라지기 시작했습니다. 홍 모 씨는 상담사를 통해 우울증을 극복한 이후 친정집처럼 여겨 시간 나면 전화를

> 걸거나 찾아오곤 합니다. 역시 북한이탈주민들의 우울증과 트라우마 상담은 같은 동료이자 아픈 마음을 헤아릴 줄 아는 동료 상담원들만이 할 수 있는 일이라는 것을 다시금 느끼게 한다고 하면서 고마움을 표시했습니다.
> 그는 지금 서울 ○○대학교 3학년생입니다. 지금은 너무 행복한 생활을 하고 있습니다.

6. 진료비 걱정하지 마세요

많은 북한이탈주민들은 진료비 부담 때문에 병원을 찾지 못하고 있습니다. 국립중앙의료원과 (사단법인)미래한반도여성협회는 301네트워크를 통해 의료급여 1종 대상자(전액 국가에서 부담), 의료급여 2종 대상자(수급자는 15%, 입원비 10%를 본인이 부담) 역시 301네트워크를 통해 무료로 지원해 주고 있습니다. 또한 4대 보험에 들어 있어 일정한 급여를 받고 있더라도 상담을 받은 후 상황에 따라 무료 진료를 보장받을 수 있습니다.

7. 상담 방법 및 진료 절차

① 02-2655-1365로 전화 연결
② 전문상담사 자격을 갖춘 상담원은 의료 상담에서부터 치료 과정까지 친절한 안내
③ 국립중앙의료원 트라우마치료센터 방문
④ 301네트워크 지원(의료보호 1종, 의료보호 2종, 비급여 항목일지라도 상담 통해 의료 지원 가능)
⑤ 전문 의료진의 진료(정밀검사 및 입원 치료)
⑥ 원무과 행정 지원

국립중앙의료원은 일반인들뿐만 아니라 북한이탈주민들과 다문화 가족들 누구에게나 최상의 진료를 제공하고 있으며, 행복한 삶을 누릴 수 있도록 최상의 의료 서비스를 제공하고 있습니다. 특히 그동안 많은 북한이탈주민들이 국립중앙의료원의 의료 서비스를 받은 후 건강을 회복하여 대한민국의 건강한 사회인으로 경제생활을 영위하고 있습니다. 앞으로 북한이탈주민들이 혼자 아파하지 말고 전문적이고 최상의 기술력을 갖춘 국립중앙의료원의 트라우마치료센터를 통해 발병의 원인을 찾아 초기 진료와 집중 치료를 받고 건강을 회복하여 대한민국에서의 건강한 사회인으로 활기찬 생활을 해 나가길 바랍니다.

4.

북한이탈주민에게 흔한 질환

감염병 | 정신건강 | 두통, 불면 | 노인 정신건강 | 여성 건강 | 어린이 건강 | 청소년 건강

전문가들은 북한 주민에게 우선적으로 관리해야 될 질환을 결핵, 호흡기계, 소화기계 및 기생충질환 순으로 제시하였습니다. 또한 2004년 세계보건기구는 감염 및 기생충질환이 북한 주민의 사망 원인 중 12.6%를 차지하며 호흡기 감염 11.4%, 악성 종양 9.9%, 호흡기질환 6.8%, 영양결핍 2.0% 순으로 사망 원인을 차지한다고 보고하였습니다.

통일보건 국가 정책에 필수인
감염질환의 이해와 관리

국립중앙의료원 호흡기·알레르기센터장 조준성
국립중앙의료원 호흡기질환연구센터장 정인아
국립중앙의료원 호흡기내과 전문의 이지연·김정현·김지민

1. 북한이탈주민의 감염질환

감염질환은 타인에게 전염될 수 있습니다. 단순히 한 사람의 문제로 끝나는 것이 아니라 다른 사람에게 영향을 줄 수 있다는 점에서 사회 전체의 문제입니다. 따라서 북한이탈주민에게서 흔한 감염질환을 파악하는 것이 중요합니다.

북한 보건성은 2004~2008년의 최우선 보건의료 문제를 결핵, 말라리아, 에이즈라고 제시하였습니다.[1] 세계보건기구(WHO) 역시 북한의 최우선 과제로 결핵, 말라리아, 에이즈 등의 전염성 질환 예방 및 관리, 감시체계 구축과 임상검사 기능 복구 등으로 제시하여 북한 보건당국과 일치된 견해를 보인 바 있습니다.[2]

---

1. 황나미.『북한 보건의료 현황과 대북 보건의료사업 접근전략』. 한국보건사회연구원. 2008.

전문가들은 북한 주민에게 우선적으로 관리해야 될 질환을 결핵, 호흡기계, 소화기계 및 기생충질환 순으로 제시하였습니다.[3] 또한 2004년 세계보건기구는 감염 및 기생충질환이 북한 주민의 사망 원인 중 12.6%를 차지하며 호흡기 감염 11.4%, 악성 종양 9.9%, 호흡기 질환 6.8%, 영양결핍 2.0% 순으로 사망 원인을 차지한다고 보고하였습니다.

실제로 한국보건사회연구원의 조사에 따르면, 2004년부터 2006년까지 하나원에 입소하여 건강검진을 받은 전체 북한이탈주민의 20%가 결핵, B형 간염, 성병, 부인과 질환 등을 보유한 것으로 나타났습니다. 또한 국립중앙의료원에 내원한 북한이탈주민의 진료과별 이용 현황을 살펴보았을 때, 2006년부터 2015년까지 약 10년 동안 북한이탈주민이 가장 많이 방문한 과는 소화기내과였습니다. 이 기간 호흡기내과의 이용도 10위권 이내로 높은 이용률을 보였습니다.

이러한 사실들을 고려할 때 북한이탈주민을 대상으로 한 감염질환의 이해와 관리는 통일보건 국가 정책에 필수라고 할 수 있겠습니다.

---

2. WHO, WHO Country Cooperation Strategy 2004-2008: DPRK, 2003.
3. 황나미 외.『남북 교류협력증진을 위한 기반구축 전략 개발』. 2003.

2. 결핵

1) 결핵 현황

결핵은 결핵균에 의해 발생하는 호흡기 감염병입니다. 공기를 통하여 전파되기 때문에 치료를 시작한 이후에도 일정 기간이 지날 때까지 전염력을 가지고 있습니다. 또한 진단까지 소요되는 시간이 길기 때문에 초기에 진단과 격리가 빨리 이루어지지 않을 경우 쉽게 전파될 수 있습니다. 뿐만 아니라 결핵은 다른 전염병과는 달리 약제 복용 기간이 길고, 사용하는 약제 수가 많아서 환자가 치료에 잘 따라오지 못하고 약제를 불규칙하게 복용하거나 치료를 중단하는 사례가 많습니다. 만약 일정 치료 기간 동안 약제 복용을 지속하지 않고 도중에 치료를 중단할 경우에는 내성 결핵균을 양성하여 더 이상 치료약제에 반응하지 않는 환자로 변할 확률이 높아지게 됩니다.

세계보건기구는 2014년 한 해[4] 동안 전 세계적으로 약 960만 명의 결핵 환자가 발생하였고 110만 명이 사망한 것으로 추정하고 있습니다. 우리나라에서는 「감염병 예방 및 관리에 관한 법률」에 의거하여 결핵을 제3군감염병으로 지정하여 관리하고 있는데, 2014년 감염병 감시연보에 따르면 54종의 전수 감시 대상 감염병 중 결핵은 수두에

---

4. Global Tuberculosis Report 2015. Geneva, World Health Organization, 2015. Available at http://www.who.int/tb/publications/global_report/en/

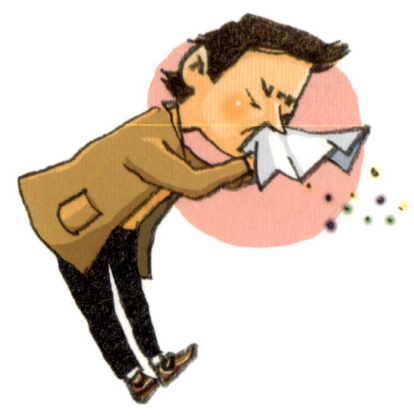

이어 두 번째로 많은 신고 수와 가장 많은 사망자 수를 기록하였습니다.[5] 질병관리본부에서 발표한 2015년 결핵 환자 신고 현황 연보에 따르면 2015년 한 해 남한의 결핵 환자 수는 40,847명이었고, 이들 중 다약제 내성 환자 수는 787명으로 보고되었습니다.[6]

우리나라의 결핵 환자는 2011년 이후 지속적인 감소 추세입니다. 2014년과 비교하였을 때 결핵은 2015년에 전 연령층에서 감소한 것을 확인할 수 있습니다. 그러나 2015년 세계보건기구의 보고서에 따르면 우리나라는 2014년 국제결핵지표(발생률, 사망률, 유병률)에서

---

5. 질병관리본부. 『2014 감염병 감시연보』. 2015.
6. Korea Centers for Disease Control and Prevention. 2015 Annual report on the notified tuberculosis in Korea [Internet]. Seoul (KR): Korea Centers for Disease Control and Prevention, c2015 [cited 2015 Sep].

OECD 가입국 중 여전히 1위를 기록하고 있습니다. 이에 지속적인 결핵 퇴치 정책의 추진이 절실히 요구된다고 할 수 있겠습니다.[7]

2) 북한이탈주민의 결핵

북한이탈주민의 결핵 감염 비율은 남한의 40배입니다. 2014년 질병관리본부가 제출한 북한이탈주민 건강관리사업 보고서의 내용에 따르면 총 1,588명의 북한이탈주민을 조사하였을 때 이 중 전체의 4.2%가 결핵에 감염되어 있었습니다. 호흡기 감염질환 중 결핵은 특히 공기를 통한 전염 위험이 높기 때문에, 북한이탈주민의 결핵에 대한 파악과 관리가 중요합니다.

북한의 결핵 유병률은 1990년 이후 급격히 증가하였습니다. 북한은 1990년 경제 위기 동안 제약 및 의료 장비 공장이 폐쇄되면서 결핵이 급속도로 확산되었습니다. 이에 1996년부터 1999년까지 3년의 기간 동안 결핵에 의한 사망자 수가 3배 이상 증가하였습니다.[8] 북한의 결핵 발생률은 10만 명당 345명으로, 이는 에이즈(HIV/AIDS)가 만연된 아프리카의 다수 국가보다도 높은 수준입니다.[9] 또한 북한의

---

7. Global Tuberculosis Report 2015. Geneva, World Health Organization, 2015. Available at http://www.who.int/tb/publications/global_report/en/]
8. WHO, Global Tuberculosis Control: Country Data, World Health Organization, Geneva, 2010.
9. World Health Organization (2012). Global tuberculosis control 2012 (WHO/HTM/TB/2012. 6). Geneva: World Health Organization.

결핵에 의한 사망률은 10만 명당 23명으로 남한의 5.4명보다 4배 이상 높습니다.[10]

북한의 결핵 유병률 조사는 결핵의 발생률과 유병기간을 활용하여 추정 값을 사용하고 있습니다. 2000년 중반 이후 북한의 결핵 환자 발견률이 100% 이상으로 보고되었습니다. 이는 추정한 결핵 발병 환자 중 새롭게 신고된 환자의 비율이 100% 이상이기 때문에 결핵 발병 환자가 실제보다 적은 수로 추정되고 있다는 의미입니다.

북한의 결핵 관련 보건지표들은 국가 또는 지역 단위의 조사가 이루어지지 않고 있는 상황에서 산출되는 것입니다. 따라서 신뢰도에 대한 의문이 지속적으로 제기되고 있습니다. 북한의 경우, 약제 내성 검사와 균배양을 할 수 있는 국가 표준 실험실이 평양에 2012년에 세워졌으나, 약제 감수성 검사를 할 수 있는 인증받은 실험실은 여전히 갖추지 못하고 있습니다.[11] 이에 결핵 유병률뿐 아니라 내성 결핵 특히 다제내성 결핵에 대한 과학적인 근거 데이터는 전무한 상황입니다.

현재 북한에서 다제내성 결핵 치료 사업을 진행하는 민간단체인 유진벨재단의 발표 보고서들을 살펴보면, 제한적 데이터이지만 북한

---

10. 서울대학교 의과대학 통일의학센터.『통일 시대의 보건 의료, 북한 현황과 대북 지원의 현재와 미래』. 2013.
11. Parry J. (2010). North Korea's fight against tuberculosis gets a boost. BMJ 340: c2223., Perry S, Linton H, Schoolnik G. (2011). Tuberculosis in North Korea. Science 331 (6015): 263.

의 내성 결핵이 매우 심각한 상황임을 예측할 수 있습니다. 유진벨재단에서 평안 남·북도와 평양시, 남포시의 6개 결핵요양소에서 결핵약제 감수성 검사를 진행한 결과, 2010년과 2011년 사이에 객담 배양검사 양성으로 확인된 245명의 환자들 중 무려 87%(213명)의 환자가 다제내성 결핵으로 조사되었습니다. 이러한 자료들을 고려할 때 북한이탈주민에서도 결핵 감염에 대한 검사와 관리가 매우 중요함을 알 수 있습니다.[12]

북한이탈주민이 3개월간 국내 적응 과정을 위해 교육받는 하나원에서 조사된 자료에서도 1999년부터 2005년 상반기까지 결핵 환자가 85명(전체 북한이탈주민의 1.5%)으로 입국 이후 새로운 결핵 환자가 계속 발생하고 있음을 보고한 바 있습니다.[13]

2001년 4월부터 2005년 12월까지 북한이탈주민이 국내에 입국한 후 시행한 신체검진과 병력 청취에서 결핵이 의심된 환자의 의무기록과 방사선 사진을 후향적으로 분석한 연구에 의하면, 전체 42명 중 폐결핵이 37명(88.1%), 결핵성 흉막염 2명(4.8%), 림프절결핵 2명(4.8%), 척추결핵 1명(2.4%)으로 보고되었습니다. 22명(52.4%)이 과거

---

12. Seung KJ, Linton SW (2013). "The Growing Problem of Multidrug-Resistant Tuberculosis in North Korea." PLoS Med 10(7), 2013, e1001486. doi:10.1371/journal.pmed.1001486
13. Goe LC, Linton JA. Community-based public health interventions in North Korea: one non-governmental organization's experience with tuberculosis and hepatitis B. Public Health 2005; 119: 347-52.

에 결핵으로 치료받은 적이 있었으며, 이 중 7명(31.8%)이 복합처방으로 6개월 이상의 치료를 받았고, 나머지 15명(68.2%)은 결핵에 대한 치료를 적절하게 받지 못하였습니다. 9명(21.4%)의 환자들은 국내 입국 한두 달 전에 결핵으로 진단되어 결핵약을 복용하고 있는 중이었고, 입원 당시 항산성 도말검사에서 20명(47.6%)이 양성으로 나왔고, 18명(42.9%)이 배양검사에서 양성으로 조사되었습니다. 약제감수성 검사를 시행한 9명의 환자에서 2명(22.2%)이 모든 약제에 감수성이 있는 결핵으로 진단되었고, 4명(44.4%)이 이소니아지드 단독내성 결핵, 3명(33.3%)이 다제내성 결핵으로 진단되었습니다.[14]

또한 2006년 2월부터 2014년 4월까지 하나원을 통해 국내 한 3차 병원에 내원한 환자들을 살펴보았을 때 169명 중 동반 질환이 있는 환자 수는 68명(40.24%)이었습니다. 이 중 결핵이 23명(13.6%)으로 가장 많았고, 만성 B형 간염(17명, 10.06%)이 그다음 순이었습니다. 호흡기내과 진료를 받은 19명 중 78.95%에 해당하는 15명이 폐결핵으로 내원하였고, 이들 중 8명은 내성 결핵균에 감염된 환자로 2차 약제를 포함하여 치료를 받았습니다. 1명은 리팜핀에 내성을, 나머지 7명은 일차약제 대부분에 내성을 보였습니다. 내성 결핵 환자 8명은 모두 재치료 환자였다고 하며, 이 중 2명이 초치료 당시 약제

---

14. 최창민, 정우경, 강철인, 김도형, 김영근, 허상택, 김희진. 『북한이탈주민에서의 결핵의 임상적 고찰』. Tuberc Respir Dis 2006; 60: 285-289.

를 제대로 복용하지 않았던 것으로 확인되었다고 합니다. 내성 결핵 환자들을 포함한 12명의 환자들이 과거에 치료한 병력이 있었으며, 4명은 국내에서 처음 진단된 환자였습니다.[15] 따라서 북한이탈주민의 결핵을 전문적으로 관리해야 하며, 결핵 질환 자체의 특성을 고려할 때 단순히 투약의 문제뿐 아니라 순응도, 치료의 전문성, 경과 관찰, 영양 상태 등 포괄적인 내용을 생각해야 할 것입니다.

3. B형 간염

1) 국내 B형 간염의 역학과 동향

간염이란 간 조직에 염증이 생기는 질환으로, B형 간염은 한국인에서 가장 흔한 간염 중 하나입니다. B형 간염 바이러스에 감염될 경우 식욕 상실, 메스꺼움, 구토와 같은 소화기 증상이나 심한 피로, 발열 및 근육통과 같은 감기 증상, 때로는 황달 등이 발생할 수 있습니다. 그러나 증상이 없어도 감염(보균) 상태로 병이 진행할 수 있으며, 이후 간경화, 간암 등의 치명적인 질환이 초래될 수 있습니다. 이러한 특성 때문에 B형 간염 바이러스 감염을 예방하고 관리하는 것은 중

---

15. 안선영, 류성혁, 김석배. 『단일 3차 의료기관에 내원한 탈북자 환자들의 임상적 특징』. The Korean Journal of Medicine: Vol. 89, No. 1, 2015.

요합니다.

B형 간염은 산모에서 신생아로 감염될 수 있는데, 국내에서는 이러한 주산기 감염이 B형 간염의 주요한 전파 경로입니다. 지난 수년간 B형 간염 표면 항원(HBsAg) 양성인 산모는 전체 산모 중 3~4%이며, 이 산모들의 25%가량이 B형 간염 e항원(HBeAg) 양성으로 보고되었습니다. B형 간염으로 인한 간암은 전체 간세포암 중 25%를 차지하고, 간암 사망의 33% 정도를 차지해 왔습니다.

이에 우리나라는 출생 후 초기부터 적극적인 예방접종을 시행하여 수직감염률을 낮추고자 노력하였고, 1990년도 중반부터 국가 예방접종 사업의 일환으로 B형 간염을 주력사업으로 시행하였습니다. 이에 따라 영유아 및 소아에서의 감염률이 1% 미만으로 감소하기 시작하였습니다. 이를 바탕으로 연령-기간-코호트분석을 통해 B형 간염 국가예방접종 시행 후 소아기 감염으로 인한 장기적 결과지표인 간암으로 인한 사망률의 감소를 확인할 수 있었습니다.[16]

2) 북한이탈주민의 B형 간염 관리 필요성

북한이탈주민에서 B형 간염은 남한보다 3배 이상 높습니다. 질병관리본부의 조사에 따르면 북한이탈주민들 중 남자의 12.4%, 여자의

---

16. Viral Hepatitis and Liver Cancer in Korea: an Epidemiological Perspective. Asian Pac J Cancer Prev. 2013; 14(11): 6227-6231.

10.4%가 B형 간염 환자였습니다.

북한이탈주민이 방문한 진료과별 순위를 외래와 입원 각각 조사하였을 때 상위 10개 과의 순위를 비교하면 외래 진료의 경우 연인원에서는 소화기내과가 2위, 외래 진료 실인원에서도 2위를 기록했습니다. 이를 상위 진료과별 주요 병명으로 살펴보면 단일 질환으로 B형 간염이 전체 소화기내과 질환 중 2위로, 가장 흔한 소화기질환인 위장염 다음으로 많은 질환이었으며 그 뒤를 이어 역류성식도염, 간경화, 복통 순이었습니다. 또한 북한이탈주민의 총 입원 횟수에서도 소화기내과가 4위를 차지하였는데 주요 병명을 살펴보면 간경화로 인한 입원이 가장 많았고, 간암, B형 간염, 위장염으로 인한 입원 순이었습니다.

소화기질환은 전체 질환 중에서는 물론, 내과 질환 중에서도 의료 이용의 빈도가 높은 질환에 속합니다. 위장염이나 역류성식도염을 비롯하여 광범위한 복통 등이 높은 빈도의 원인인데, 그중에서도 B형 간염으로 인한 입원 및 외래 이용 빈도가 북한이탈주민에게서 높았다는 것은 주목할 만합니다. 이는 북한이탈주민 중 고령자 또는 소아가 많은 연령상의 특징이 없는 한, 성인에서의 현성감염이 그만큼 많았다는 것을 시사합니다. 북한이탈주민에서 B형 간염 항원 양성률이 높을 수 있습니다. 특히 보균자인 경우, 보균자임을 모르고 지냈거나 현성발현이 심하지 않아 경하게 앓고 지나간 경우로 지내오다가, 북한이탈 후 증상이 발현하여 B형 간염이 진단되는 경우가 많다는 것입니다.

북한이탈주민들은 적극적 예방접종을 적용받지 못하였기 때문에, 대한민국 입국 후 건강관리에 있어 백신접종을 적극 권장해야 합니다. 특히 가임기 여성의 경우 추후 출산 시에도 산모 본인 및 출산아에 대한 B형 간염 관리를 받도록 해야 합니다. B형 간염의 관리를 위해 접종기록은 매우 중요합니다. 특히 B형 간염 백신의 경우, 정해진 간격으로 3회 접종을 시행하고 필요시 B형 간염 항체검사를 통해 백신접종의 적절성 여부를 판단하여야 합니다. 북한이탈주민들의 경우 이탈 이후 국내 입국하여 하나원에서 국가필수예방접종에 준한 기초접종을 시행하고 있으나, 모든 북한이탈주민을 확인할 수 있는 방법은 없습니다. 하나원에서의 백신접종에 대한 기록을 알고 있는 경우가 거의 없어 추가 접종 등 그 이후 관리가 제대로 되고 있지 않는 한계점이 있습니다. 이들의 접종기록을 증명하거나 의료인이 확인할 수 있는 의료기록을 제공하는 방안이 필요합니다.

3) B형 간염과 간암

B형 간염 백신과 더불어, 간암으로 인한 사망률의 감소에는 국가 암검진 프로그램의 도입도 중요한 역할을 합니다. 우리나라에서는 간암의 경우 40세 이상 만성 간염(B형, C형), 간경화 환자에게 선별검사를 시작으로 40세 미만의 환자까지 확대하였습니다. 대상자들은 알파-태아단백과 복부초음파를 6개월 주기로 시행할 것을 권고하

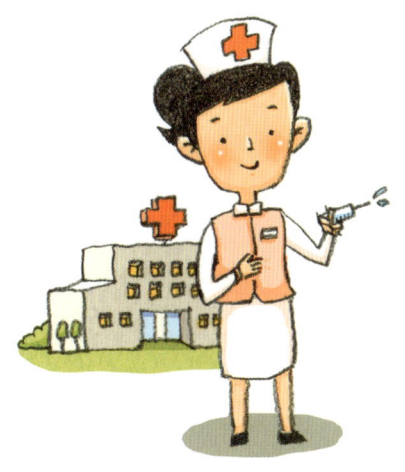

있습니다.

　B형 간염으로 인한 의료 이용의 빈도가 높고, 비교적 이른 연령인 40대에 검진을 시작해야 한다는 점을 고려할 때, 북한이탈주민에 대한 간암 선별 검사의 적용은 신속히 이루어져야 합니다. 만성 B형 간염이나 이로 인한 간경화, 간암을 조기에 발견하여 사망률을 줄이고, 보균자 관리를 통한 북한이탈주민의 건강증진을 위해 적극적인 검진을 시행할 필요가 있습니다. 항원 양성 여부를 조기에 판단하여 현재 시행 중인 국가암검진 주기에 맞춰 초음파 추적 관찰을 할 수 있도록 적극적으로 권고해야 할 필요가 있습니다.

　북한이탈주민의 장기별 암 발생분율을 대조군과 비교해 본 결과, 간암 발생분율이 연구군에서 16.3%를 차지하였으며, B형 간염 환자 및 보균자의 빈도 역시 앞에서 언급한 바와 같이 높은 양상으로 보고되었습니다. 이는 앞서 언급한 대로 수직감염 형태의 조기 B형 간염 감염으로 인한 간염의 만성화에 따른 결과로 보입니다. 현재 국내에서 간암의 사망률은 높은 편에 속하기 때문에 철저한 조기검진을 권고하고 있습니다. 이와 마찬가지로 북한이탈주민들도 B형 간염 백신을 조기에 접종받을 수 있도록 하여야 합니다. 또한 연령에 맞는 검진주기에 신속히 포함되어 진단 시기를 앞당기고 사망률을 감소시킬 수 있도록 노력을 기울여야 합니다.

4. A형 간염

북한이탈주민이 입국 후 발생할 수 있는 A형 간염의 발생 양상에도 관심을 가질 필요가 있습니다. 최근 국내에서 청소년 또는 젊은 성인에서 A형 간염 발생이 증가하고 있는데, 이는 사회경제적 발전과 생활환경의 개선으로 A형 간염 항체 양성률이 감소하였기 때문입니다. 이러한 역학적 특성을 고려하였을 때 북한이탈주민에 대한 A형 간염 항체 형성 여부 또는 A형 간염 발생 빈도 등은 우리나라 A형 간염 연구에도 중요한 정보를 제공할 수 있습니다.

현재 국내에서는 A형 간염의 경우 6개월 간격으로 2회 예방접종을 시행하고 있습니다. 접종 시기는 현행과 마찬가지로 북한이탈주민이 원하는 시점에 언제든지 의료기관 방문을 통하여 수시 접종을 가능하게 할 수 있습니다. 또한 필요시 북한이탈주민들에 한해 필수 예방접종과 함께 시행하는 방안도 고려할 수 있습니다.

5. 결론

북한이탈주민들은 정착 후 사회경제적인 취약 계층에 속하게 됩니다. 의료 이용에 어려움이 있기 때문에 질병의 치료 과정에 있어서 민간요법, 미신, 부정식품, 잘못된 건강정보 및 치료법 등에 노출될 가능성이 높습니다. 시스템적인 의료 이용에 제약이 있기 때문에 잘못된 의학 정보를 얻고 민간 토속 의학으로 둔갑한 비과학적 정보들을 제공받아 실행하게 될 위험성이 높습니다. 이러한 오류를 방지하기 위해서라도 북한이탈주민의 의료에 대한 선제적이고 지속적인 접근이 필요합니다. 의료 서비스 이용에 대한 거부감, 두려움 등을 해소하고 사회경제적인 요인에 최대한 제약받지 않도록 해야 합니다. 북한이탈주민들이 정착 후 건강한 생활을 영위하고, 대한민국 국민으로서 정당한 권리와 의무를 행사할 수 있는 공평한 기회를 제공해야 할 것입니다.

중국에 있는 탈북자들 170명의 정신건강 상태를 조사하였을 때 외상 후 스트레스 장애 유병률은 약 56%로 높은 편이었고, 불안과 우울도 각각 90%, 81%로 더욱 높게 나타났습니다. 국내 입국 후 하나원 입소자를 대상으로 조사한 바에 의하면 1999년에 입국한 95명 연구 대상자의 27.3%가 외상 후 스트레스 장애를 겪는 것으로 나타났습니다.

북한이탈주민의 정신건강 증진과 회복을 위하여

국립중앙의료원 정신건강의학과장 이소희

[사례 1]

　북한이탈주민 A씨는 요즘 왜 사나 싶은 마음이 듭니다. 최근 북에 있는 남동생이 보위부에 잡혀 들어가서 사망했다는 소식을 들었기 때문입니다. 밤마다 꿈에 남동생이 나타나고 시체가 보여 잠도 제대로 못 잡니다. 머리가 터질 것같이 쿡쿡 쑤시고 열이 올라 힘듭니다.

[사례 2]

　북한이탈주민 B씨는 같이 탈북한 친구가 매일 죽겠다고 그래서 고민입니다. 얼마 전에는 손목을 긋고 죽겠다고 뛰어내리려는 걸 말리느라 혼났습니다. 어떨 때는 헛것이 보인다고 하기도 하고 이상한 소리가 들린다 하기도 하는데, 가족도 없고 혼자 사는 이 친구를 어떻게 도와줄 수 있을지 모르겠습니다.

[사례 3]

한국에 와서 사귄 사람이 돈만 가지고 달아난 이후 북한이탈주민 C씨는 그 사람도 죽이고 본인도 죽고 싶은 심정입니다. 주변에서는 더 이상 연락하지 말라는데, 한국에 와서 철석같이 믿었던 사람인데 어찌 그럴 수가 있나 싶어 계속 머릿속에 미움이 떠오르고 잠도 못 자고 아무것도 못할 지경입니다.

[사례 4]

북한이탈주민 D씨는 여기서 잘 살아 보려고 왔는데 자꾸 지난 일이 떠올라 너무 괴롭습니다. 누가 부르는 소리에도 깜짝깜짝 놀라고 공안에 잡혀갔던 기억 때문에 그 비슷한 옷을 입은 사람만 봐도 도망가고 싶어집니다. 밤에 혼자 있을 때는 누가 와서 문을 두드리는 것 같고, 자려고 누웠는데 무슨 형체가 나타나 지켜보고 있는 것 같아 너무 무섭습니다. 이렇게 사느니 차라리 죽으면 이 고통이 없어질까 하는 생각이 매일 듭니다.

[사례 5]

중국에서 낳은 아이를 데려왔는데 요즘은 말도 안 하고 게임만 해서, 북한이탈주민 F씨는 속이 상합니다. 뭐라 그러면 대들고 말도 안 들어 저 아이를 왜 데리고 왔나 싶고, 아이를 중국에 보내 버리자니 낳은 아이를 그렇게 하고 살 수도 없고, 여기

> 데리고 있자니 저렇게 비뚤어져 나가니 이러지도 못하고 저러지도 못해서 죽고 싶은 심정입니다.

위의 사례들처럼 북한이탈주민은 불안, 우울, 외상 후 스트레스 장애와 같은 정신질환으로 고통받는 비율이 높은 편입니다. 중국에 있는 탈북자들 170명의 정신건강 상태를 조사하였을 때 외상 후 스트레스 장애 유병률은 약 56%로 높은 편이었고, 불안과 우울도 각각 90%, 81%로 더욱 높게 나타났습니다. 국내 입국 후 하나원 입소자를 대상으로 조사한 바에 의하면 1999년에 입국한 95명 연구 대상자의 27.3%가 외상 후 스트레스 장애를 겪는 것으로 나타났습니다. 하나원과 지역사회 북한이탈주민을 대상으로 한 외상 후 스트레스 장애 유병률 연구 결과로는 302명 중 완전 외상 후 스트레스 장애가 26.15%이고, 부분 외상 후 스트레스 장애는 50.66%로 보고되었습니다. 1년 미만의 지역사회 북한이탈주민 200명에서는 외상 후 스트레스 장애가 약 30%로 추정되는데, 여성이 남성보다 훨씬 높은 것으로 알려져 있습니다.

장기간 추적 조사한 결과에 의하면, 3년을 추적 조사하였을 때 부분 외상 후 스트레스 장애는 31.8%에서 5.3%로 감소하였고, 완전 외상 후 스트레스 장애는 27.2%에서 4.0%로 감소하여 처음에 부분 혹은 완전 외상 후 스트레스 장애로 진단되었던 사람들의 88.8%가 회

복되는 양상을 보였다고 합니다. 이 중 외상 후 스트레스 장애가 3년 간 만성적으로 지속되었던 사람들은 모두 여성들이었습니다. 한편 정신건강의학과를 방문한 북한이탈주민을 대상으로 한 조사에 따르면 53%가 외상 후 스트레스 장애로 진단되어 매우 높게 나타났습니다. 우울증상은 남한에 거주한 지 1년 이상 지난 북한이탈주민을 대상으로 연구한 결과에서 남성의 33.1% 와 여성의 36.1%에서 병원에서 치료를 받아야 하는 수준을 나타내었다고 합니다. 북한이탈주민(593명)과 남한 일반 주민(2,373명)의 정신건강을 비교한 연구 결과에 의하면, 북한이탈주민의 우울, 불안, 자살 사고가 유의하게 높음을 알 수 있었습니다.

이처럼 북한이탈주민들의 정신과적 질환 유병률은 대략 30%에서 많게는 50%까지로 추정하고 있습니다. 특히 북한이탈주민보다 국내에 입국하지 못한 중국에 있는 탈북자들은 정신건강 문제가 더욱 높게 나타나고 있습니다. 또한 남한 사회에 정착한 지 오래되지 않은 경우, 남성보다는 여성, 직행보다는 제3국(중국)에서 신분증 없이 장기 체류했던 경우 정신건강 문제가 더욱 심각한 것으로 알려져 있습니다. 약 3만 명에 이르는 국내 입국 북한이탈주민들 중 여성이 70%를 차지하는 것을 감안하면 이들의 정신건강에 관심을 가져야 할 것입니다.

북한이탈주민이 정신적으로 고통받는 이유는 무엇일까요? 여기에는 탈북 전, 탈북 과정 및 이후, 남한에 정착하는 과정에서 경험하

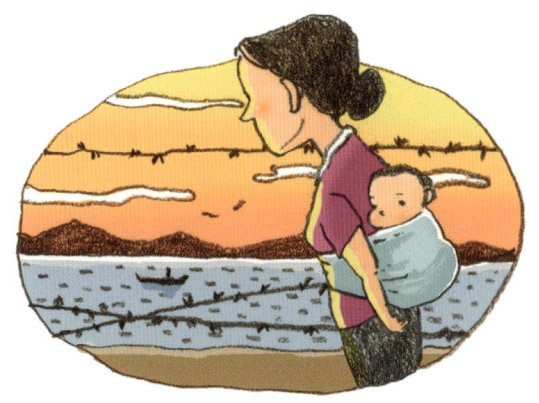

게 되는 스트레스가 있을 수 있습니다. 먼저 탈북 전에는 탈북을 하게 된 직접적 동기가 된 고향에서 경험한 충격적 사건들, 즉 굶주림, 사랑하는 사람의 사망, 폭력 피해, 억울한 경험 등이 있을 수 있습니다.

탈북 과정에서 가족 간에 이별을 경험하거나 이동 중 목숨을 걸고 강을 건넌다든지, 다른 사람의 사망을 목격하거나 중국에서 공안에게 쫓긴다거나 혹은 그럴 위협 속에 숨어 산다든지 하는 충격적인 사건들이 복합적으로 발생할 수 있습니다. 제3국에 체류했던 사람들은 불법 체류자로서 언제 북송될지 몰라 불안에 떨며 숨어 사는 것, 여러 범죄나 폭력에 노출되어도 법적으로 보호받지 못하는 것, 자신의 권리를 주장하지 못하고 억울한 일을 당하는 것, 실제로 공안에 잡히거나 북송되어 교도소 생활을 하는 것, 도망치다가 팔다리가 부러지는 사고를 겪거나 병이 걸려도 돈이 없어 제대로 치료도 못 받는 것, 산속에 숨어 지내느라 먹을 게 없어 고생하는 것 등을 겪을 수 있습니다. 특히 아이들은 그 과정에서 부모나 보호자 자신이 너무 힘든 상태이기 때문에 아이들의 심리적 안정까지 신경을 써 줄 수 없다는 점에서 더욱 힘들어질 수 있습니다.

또한 빈곤에서 벗어나기 위하여 남한에 온 경우가 많기 때문에 남한에 정착하는 과정에서 교육과 직업 기술 수준의 격차를 따라잡기 힘든 면이 있고, 임대료가 낮은 지역에 거주하게 됩니다. 그러다 보니 사생활이 보호되기 어려운 인구 밀집 지역에서 폭력과 범죄 위험에 노출된 채 생활해야 하고, 빈곤에서 벗어나기가 여간 힘든 일이 아닙니다. 또한 한국 문화에 동화하는 것에 대한 어려움도 있습니다.

아동은 만 3~4세만 되어도 문화의 차이를 처음 인식하기 시작하고, 만 4~8세가 되면 자신의 자아에 대한 대체적인 방향이 발달하여 청소년기 말이 되면 '내가 누구이고 어떤 사람인지'에 대한 정체감이 생겨 자신의 일부로 굳어집니다. 새로운 문화에 가장 효율적이고 건강하게 적응하는 방법이 동화하는 것이라고 하지만, 그렇더라도 일종의 상실감과 개인 정체감의 위협을 느끼게 됩니다. 주변화는 새로운 언어, 관습, 가치관, 믿음에 동화되지 못한 현상이라 할 수 있는데, 나이가 많이 들어 남한으로 넘어왔거나 본인의 의지와 무관하게 탈북한 사람들에게서 흔한 편입니다. 만약 북한이탈주민의 자녀 세대의 청소년은 한국 문화에 잘 동화하는데 부모 세대는 그렇지 못하면 가족 간에 갈등이 생기거나 부모의 통제를 벗어난 자녀들의 행동 문제, 중독 문제가 생기기도 합니다.

충격적 사건을 경험한 사람은 정신건강에 후유증이 생기게 되어 대인관계, 직장생활, 심지어 일상생활에까지도 부정적 영향을 줄 수 있습니다. 대인관계에서는 사람이 싫고, 무섭고, 믿지 못하게 될 수 있습니다. 반대로 사소한 일로 화가 나 상대방에게 공격적으로 대하거나 갑자기 화가 폭발하거나 때리고 싶을 수도 있습니다. 그러다 보니 사람들과 잘 어울리지 못하거나 밖에 나가는 것을 꺼리게 되어 혼자만 지내게 되는데, 이러한 시간이 길어지면 우울해지고 아무것도 하고 싶지 않고 자신감이 더욱 떨어지게 됩니다. 일자리를 구해야 돈도 벌고 하고 싶은 것도 하는데 대인관계 때문에 직장생활에 적응도 어려울 수 있습니다. 사람들의 사소한 언행에 상처받거나 싸우거나 쉽게 그만두고 포기하는 것입니다.

그뿐 아니라 스트레스의 후유증으로 머리가 아프고 여기저기 온 몸이 아파 더욱 일을 못하는 이유도 추가됩니다. 이러한 부정적 영향은 일상생활에까지 나타날 수 있습니다. 잠이 안 오거나, 끔찍한 꿈을 꾸거나, 전화벨 소리에도 소스라치게 놀라기도 합니다. 어두워지면 누가 문을 두드리는 것 같아 불안에 떨거나 자려고 누우면 형체가 어른거린다고 호소하는 사람들도 있습니다. 그렇게 힘든 밤을 보내고 나면 다음 날 피곤하고 아프고 생활이 더욱 힘들어지는 것입니다. 그런 와중에 북한이탈주민은 고향을 떠나와 한국에 가족이 거의 없어 어려운 일이 생겼을 때 기대거나 도움을 청할 데가 많지 않기 때문에 그들은 더욱 외롭고 소외감을 느끼게 됩니다.

더욱 안타까운 것은 여기까지 힘들게 온 이유가 잘 살아 보려고 왔는데, 막상 와서는 자살 충동이나 자살 시도를 하게 되는 사람들이 적잖이 있다는 사실입니다. 자살 충동, 자살 시도는 여러 가지 스트레스 상황에서 생길 수 있습니다. 가까운 사람을 사고로 잃거나, 믿었던 사람에게 배신당하고 이 세상에 혼자라고 느낄 때, 삶의 의미를 찾을 수 없고 공허하다는 생각이 계속될 때, 과거에 충격적인 경험을 하고 그 후유증으로 몸과 마음이 건강하지 못할 때가 바로 그럴 수 있는 상황입니다. 많이 힘들면 혼자서 참고 있지 말고 주변 사람들에게 도움을 청하거나 심하면 병원 진료를 받거나 입원을 할

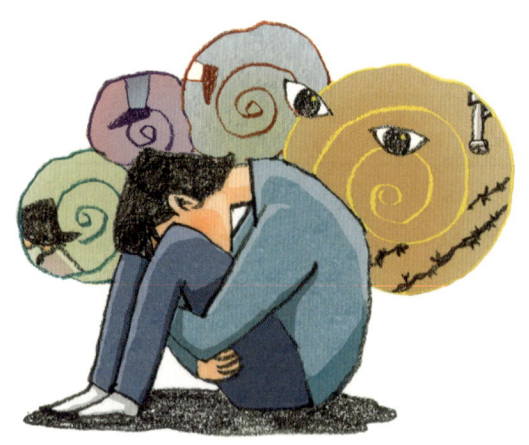

수도 있습니다. 특히 자살충동이나 시도가 있거나 주변에서 그런 사람을 발견했을 때는 정신과 질환 여부와 상관없이 정신건강의학과 진료를 받는 것이 좋습니다. 문제는 정신건강의학과는 북한에서는 409호라고 부르면서 심한 정신병이 있는 경우에 격리하는 곳으로 알고 있다 보니, 가면 안 되는 곳으로 보는 경향이 있습니다. 혹은 본인의 증상이 몸에 이상이 있는 것인지 마음의 문제인지 구분이 안 되거나 할 경우에도 정신건강의학과의 도움을 받을 수 있다는 걸 잘 몰라서 제대로 치료를 못 받는 경우도 있습니다.

정신건강의학과는 마음이 행복하지 못하거나 스트레스가 심할 때 진료를 받으러 갈 수 있는 곳입니다. 정신건강의학과 진료를 받으면 먼저 증상의 원인이 무엇인지 알기 위해 여러 가지 검사를 하게 됩니다. 예를 들어 화를 참지 못하는 사람이 있을 때 그 원인이 뇌종양이나 교통사고로 인한 뇌손상인지, 아니면 우울병이나 조울병, 외상 후 스트레스 장애, 조현병과 같은 정신질환인지, 어릴 때부터 있었던 주의력결핍장애나 나이 들어 생긴 치매로 인한 전두엽 기능 이상인지 등을 먼저 검사를 통하여 가려내어야 제대로 된 치료를 할 수 있습니다. 혈액, 소변, 엑스레이 검사 등을 통해 신체적 건강에 원인이 있는지 확인하기도 하고 뇌 MRI, 뇌파검사 같은 정밀검사가 필요한 경우도 있습니다. 그리고 필요하면 심리검사를 통해 환자의 심리적 증상과 심각한 정도를 알아내고, 집중력, 기억력과 같은 인지 능력을 평가하며, 살아가는 힘과 같은 자아 강도를 파악할 수도 있습니다.

만약 정신건강의학과 전문의의 상담을 통해 치료해야 될 질환이 있다고 판정되는 경우에는 원인 질환에 따라 여러 가지 치료법을 적용하게 됩니다. 약물치료를 통해 몸과 마음이 회복될 수 있고, 변화시킬 수 없는 사건이나 환경적인 요인이 있는 경우에도 생각과 느낌, 그리고 행동을 분석하여 합리적으로 대처하도록 돕는 치료 방법인 인지행동요법이나 안정화 기법, 이완요법, 상담요법을 병행하여 어려움을 극복할 수 있습니다. 특히 약물치료는 전문의의 처방에 따라 성실하게 복용을 해야 하지, 아플 때만 먹거나 반대로 몇 봉지를 한꺼번에 털어 넣는 약물 오남용은 효과도 없고 위험할 수도 있습니다.

북한이탈주민이라도 성별, 나이, 탈북 동기, 입국 과정, 정착 과정 경험이 다 다를 수 있고, 큰 스트레스 없이 넘어온 경우부터 심각한 스트레스 사건을 여러 번 오랫동안 경험한 사람들까지 다양하며 따라서 후유증도 모두 같지 않습니다. 북한이탈주민 중 과거의 고통스러운 경험을 극복하려고 노력하는 사람들도 많습니다. 예를 들어, 꿈을 가지고 긍정적인 생각을 하고 미래를 바라보는 것, 여러 부류의 사람들을 열린 마음으로 만나려고 노력하는 것, 하나원에서만 받은 교육에 만족하지 않고 자신의 능력을 개발하거나 거기에 맞는 기술을 배우는 것, 자격증이나 시험에 도전하면서 사는 것 등이 정신건강에 좋습니다. 또한 규칙적으로 자고 일어나고 먹고 운동하는 생활습관을 가지고 집에만 있지 않고 어딘가를 다니는 것(배움이든 경제활동이든) 또한 필요합니다.

북한이탈주민들이 한 병원의 정신건강의학과에 내원하거나 입원한 경우를 대상으로 조사한 연구에서 환자들이 가장 많이 호소한 증상은 '불면'으로 외래 환자의 약 56%, 입원 환자의 88%가 잠을 못 자는 것을 힘들어하였습니다. 다음으로 많이 호소한 증상은 '두통'이었으며 외래 환자의 44%, 입원 환자의 50%가 두통을 호소하였습니다.

건강한 일상생활을 위한
불면과 두통의 상담과 치료

국립중앙의료원 사회정신건강연구센터장(정신건강의학과 전문의) 유소영

　북한이탈주민들은 많은 경우 탈북 과정에서 구타, 신체적 외상뿐만 아니라 감시, 잡힐지 모른다는 두려움 등 심리적 스트레스를 경험합니다. 또한 남한 사회에 입국한 이후에도 남한 사회에 적응하는 과정에서 다양한 어려움을 겪는 것으로 알려져 있습니다. 남한 사회에서 겪는 문제 중에는 경제적 어려움이 가장 심각한 적응 문제이지만, 이 외에도 남한 사람들과의 대인관계에서 언어나 가치관, 사고방식 등의 차이에 의해 적응에 어려움을 겪고 있는 경우가 많이 있습니다. 이러한 스트레스는 불면, 불안, 우울감 같은 심리적 증상을 일으킬 뿐만 아니라 두통, 소화 불량, 전신 통증 등 다양한 신체적 증상들을 유발합니다.

　북한이탈주민들이 한 병원의 정신건강의학과에 내원하거나 입원한 경우를 대상으로 조사한 연구에서 환자들이 가장 많이 호소한 증상은 '불면'으로 외래 환자의 약 56%, 입원 환자의 88%가 잠을 못 자

는 것을 힘들어하였습니다. 다음으로 많이 호소한 증상은 '두통'이었으며 외래 환자의 44%, 입원 환자의 50%가 두통을 호소하였습니다. 또한 정신건강의학과를 내원한 환자의 95%가 '허리 통증', '소화기 증상' 등의 신체적 증상으로 정형외과, 내과 등 타과 진료를 같이 보고 있었습니다.

병원에 내원한 환자가 아닌 일반 북한이탈주민들의 수면 양상을 살펴본 다른 연구에서도 연구에 참여한 177명 중 38.42%가 잠을 못 잔다고 호소하였고, 입면, 수면 유지, 이른 기상 등 수면 과정의 전반에서 모두 어려움을 호소하였습니다. 이는 같이 조사에 참여한 남한 성인 315명 중 8.89%가 불면증을 호소한 것에 비하면 유의미하게 높은 비율이었습니다. 또한 이 연구에 참여한 북한이탈주민들 중 46.33%가 우울증상을 호소하였고, 우울감과 불면을 동시에 호소한 비율도 28.25%로 남한 성인의 3.17%가 우울감과 불면을 동시에 호소한 것에 비하면 훨씬 많았습니다.

불면은 워낙 정신건강의학과에서 흔하게 접할 수 있는 증상으로, 우울 장애, 불안 장애 등 정신질환에서 나타나는 경우가 많기 때문에 불면을 호소하는 경우에는 다른 정신적 증상은 없는지를 살펴보아야 합니다. 특히 북한이탈주민은 입국 전 혹은 입국 과정에서 겪은 심한 스트레스 혹은 심리적 외상으로 인해 '외상 후 스트레스 장애'에 속하는 증상들을 호소하는 경우가 많은데, 외상 후 스트레스 장애를 가진 불면증 환자들은 불안, 초조함을 느끼는 경우가 더 많고, 이로 인해 신체적 증상도 더 많이 호소한다고 알려져 있습니다. 두통 등 신체적 증상을 동반한 경우는 우울증도 더 심한 것으로 보고되고 있는데, 증상이 지속될 때는 정신건강의학과 전문의와의 상담을 통해 적절한 치료를 받을 것을 권해 드립니다.

본 장에서는 북한이탈주민들이 가장 흔하게 겪는 증상인 불면과 두통의 양상, 원인 및 일상생활에서의 치료 방법에 대해 좀 더 살펴보겠습니다.

1. 불면

흔히 '잠을 못 자요.' '잠이 안 와요.', '깊은 잠을 못 자요'라고 표현하는 불면증은 많은 사람들이 힘들어하는 증상입니다. 불면증으로 병원에 치료를 받으러 오는 경우도 2000년대 초반에 5만 명 정도였다가, 중반 이후에 10만 명, 2010년 이후에는 30만 명을 넘을 정도로 불면증은 흔한 증상입니다.

하지만 '잠을 못 자요'라는 표현에는 서로 다른 많은 증상들을 포함하고 있어 어떻게 잠을 못 자는지를 살펴봐야 합니다. '잠을 못 잔다'는 보통 아래의 경우들과 같이 다양하게 나타납니다.

1. 잠들기가 어렵다.
2. 잠이 드는데 자꾸 깬다.
3. 잠도 들고 자꾸 깨지는 않는데 일찍 깨고 다시 잠들지 못한다.
4. 이전과 달리 너무 꿈을 많이 꿔서 자고 일어나도 개운하지 않고 피곤하다.
5. 잠들기도 어렵고 잠들어도 자꾸 깨고, 꿈도 많이 꾼다.
6. 다음날 개운치가 않고 자도 잔 것 같지 않다.

이렇게 다양한 증상들로 불면증을 경험하는데, 일반적으로는 잠자는 전체 시간을 기준으로 생각하면 불면증을 이해하기 좋습니다. 보통 일반 성인의 경우 하루 6~8시간 정도를 잔다면 적정하다고 보고, 나이가 들면 이보다 수면 시간이 줄어드는 것은 정상적인 변화입니다. 하지만 사람에 따라 4시간을 자도 충분하다고 생각하는 사람도 있고, 8시간 이상을 자야 된다는 사람들도 있습니다. 따라서 불면증은 절대적인 수면 시간의 기준으로 판단하기보다는 평소 본인의 수면 시간을 기준으로 판단할 수 있습니다.

불면증이 생겼을 때 바로 병원에서 약을 처방받는 경우보다는 일상생활에서 노력을 해 보는 경우가 많습니다. 평소에 잠을 잘 자기 위한 방법을 생각하지 않고 지냈더라도 불면증이 생겼다면 좋은 수면을 취하기 위한 방법들을 해 보는 것이 중요할 것입니다. 좋은 수면을 위한 습관을 '수면 위생'이라고 합니다. 가장 대표적인 수면 위생은 다음과 같습니다.

1. 매일 같은 시각에 일어나기

전날 잠을 자지 못해서, 늦게 잠들어서라는 이유로 더 오래 잠자리에 누워 있지 마십시오. 오늘 밤 수면을 위해서라면 아침에 일어나는 시각을 지켜 주는 것이 중요합니다.

2. 규칙적인 운동하기

규칙적인 운동을, 저녁 시간보다는 하루의 이른 시간에 하는 것이 좋습니다.

3. 규칙적인 식사와 잠들기 전 배고픔을 없애기

배가 차야 잠이 온다는 분들이 있습니다. 하지만 자기 전 지나치게 많이 먹는 것은 수면에 방해를 하고, 체중 증가를 가져옵니다. 우유 한잔, 가벼운 스낵 정도로 허기진 배를 달래는 정도가 좋습니다.

4. 밤에 지나친 수분 섭취는 피하기

잠을 자다가 소변을 보기 위해 깨어나는 것을 피하기 위해 자기 전 음료, 물 섭취는 피하는 것이 좋습니다.

5. 담배, 커피는 피하기

담배, 커피는 중추신경계를 활성화하여 수면을 방해합니다. 이전에는 커피를 마셔도 잠을 잘 잤다고 하더라도 불면증이 생긴 뒤라면 오후에는 커피 등 카페인 섭취는 피하는 것이 좋습니다.

6. 술을 멀리하기

잠이 드는 게 힘들다고 하시는 많은 분들이 쉽게 사용하는 방법이 술을 마시는 것입니다. 술이 초기에는 잠이 드는 데 도움이 될 수도 있겠지만, 시간이 지날수록 술이 없으면 잠을 못 자거나, 잠이 들기 위해 점점 더 많은 양의 술을 마셔야 하는 상황이 생깁니다. 또한 술은 수면의 질을 떨어뜨리기 때문에 불면을 해소하는 좋은 방법이 아닙니다.

불면증과 알코올 의존증 두 가지를 치료하는 것은 더욱 힘든 과정이기 때문에 불면증을 해소하기 위한 술은 반드시 멀리하여야 합니다.

7. 잠을 자려고 억지로 노력하지 말기

잠을 못 자는 날이 계속되다 보면 저녁만 되도 잠이 안 올까 봐 걱정이 된다는 분들이 많습니다. 하지만 자려고 노력할수록 잠들기가 힘듭니다. 잠이 안 오면 잠자리에서 일어나서서 잠이 올 때까지 다른 장소에 계시는 것이 좋습니다. 잠자리는 잠이 올

때만 누워 있는 장소로 사용하십시오.

8. 잠이 안 올 때 시계 보지 않기

'지금 몇 시인데 아직도 못 자지?', '몇 시간 자다 깬 거지?' 하는 생각을 계속하면 오히려 수면을 방해하게 됩니다.

9. 잠자리에서 스마트폰, TV 보지 않기

TV를 보다가 잠이 들었다는 분들이 많습니다. 하지만 스마트폰, TV 등 밝은 화면은 수면에 방해가 됩니다. 잠자리와 TV, 스마트폰을 보는 장소는 분리되는 것이 좋습니다. 평소에 문제가 없었을 때는 TV를 보다가 잠이 들었다고 하더라도 불면증이 생긴 이후라면 습관의 변화가 필요합니다.

이렇게 수면 습관을 바꾼다고 바로 불면증이 호전되는 것은 아니겠지만 습관의 변화는 서서히 수면의 질을 좋게 할 것입니다.

북한이탈주민들의 경우 불안, 초조, 과거 생각, 걱정 등으로 잠이 들기가 어렵다는 호소를 하는 경우가 많습니다. 또한 잦은 악몽, 놀람 등으로 잠을 자다가 쉽게 깨고, 다시 잠이 들기가 힘들다는 경우도 적지 않습니다. 또한 수면 시간이 길더라도 수면의 질이 떨어져서 힘들어하는 분들도 많이 있습니다.

이런 경우는 우울증, 불안, 스트레스 등 다른 원인들을 찾아보는 노력이 필요합니다. 동반 증상들이 있는 경우는 수면제 복용만으로는 불면증이 호전되지 않을 가능성이 높습니다. 이런 증상들이 같이 있는 경우에는 정신건강의학과 전문의와의 상담을 통해 적절한 치료를 받는 것이 필요합니다.

불면으로 계속 힘든 경우 찾게 되는 것이 흔히들 '수면제'라고 알고 있는 약입니다. 병원에 불면증으로 오는 분들 중에는 간혹 증상에 대해 자세하게 물어보기도 전에 수면제만 주면 된다고 하는 분들도 있고, 이웃이 먹는 수면제가 효과가 있다고 하면서 같은 약을 요구하는 분들도 있습니다.

하지만 '수면제'로 사용되는 약은 여러 종류가 있으며, 약에 따라서는 의존성, 금단 증상 등의 특성을 띠기도 합니다. 또한 약마다 개인에게 필요한 용량에도 차이가 있고 그 부작용 역시 다르게 나타납니다. 그러므로 불면증 치료는 전문의와 상담하여 약을 처방받고 복용해야 합니다.

2. 두통

두통은 전 국민의 90% 정도가 일생에 한 번은 경험할 정도의 흔한 증상입니다. 여성의 65~80%, 남성의 57~75%가 경험하는 것으로 알려져 있습니다.

북한이탈주민들이 호소하는 신체 증상들 중 가장 흔하게 보고되는 증상이 바로 두통입니다. 중국을 거쳐서 입국한 사람들 중에는 두통 때문에 과거에 전통편을 복용했거나 현재도 복용하고 있는 경우를 쉽게 접할 수 있습니다. 우울, 불면, 불안 등 다른 증상들로 정신건강의학과를 찾은 경우에 다른 증상들은 호전되더라도 두통은 호전되지 않아 일상생활이 어렵다고 하는 분들도 있습니다. 두통이 지속되는 경우 두통의 원인을 찾기 위한 검사를 하더라도 대부분은 두통의 원인이 될 만한 뚜렷한 신체적 이상 소견이 없습니다. 하지만 검사 소견으로 드러나지 않는다고 하더라도 두통은 매우 다양한 원인에 의해 나타날 수 있습니다.

두통의 양상에 따라 원인을 살펴보면 다음과 같습니다.

편두통

편두통은 아주 흔한 두통으로 속이 울렁거리고 맥박이 뛰는 것같이 욱신거리는 증상이 특징입니다. 통증이 시작되기 전에 신경이 예민해지고, 목이 뻣뻣해지며 오한, 심한 피로, 배뇨 빈도 증가 등의 전구 증상을 경험하는 경우가 많습니다. 구역, 구토, 어지러움, 밝은 빛에 예민해지는 경향이 있어서 어두운 방에 누워 있으면 통증 감소를 경험하는 경우도 많이 있습니다.

통증이 심해진 다음에 진통제를 복용하는 것보다는 두통이 시작되기 전에 미리 복용하는 것이 효과적입니다. 편두통은 유발 요인을 조절하고 스트레스를 줄이는 것이 도움이 됩니다.

긴장형 두통

가장 많이 경험하는 두통의 한 종류입니다. 근육을 잘못 사용하거나 자세가 올바르지 않아서, 스트레스가 심해서 등 머리 주위의 근육이 지나치게 긴장하기 때문에 생기는 두통입니다. 신경을 많이 쓰는 경우에도 나타납니다.

탈북 및 입국 과정에서 힘든 경험을 한 경우, 타국 체류 기간 동안 쫓기거나 감시를 당하는 경험을 한 경우와 같이 심한 스트레스를 오랫동안 경험했을 때 많이 나타나는 두통이 긴장형 두통입니다.

스트레스 등으로 목 근육이 경직되면서 머리 전체로 퍼져 있는 후두 신경이 조여지고 혈액순환도 저하되면서 후두 신경에 염증을 일으킵니다. 신경의 염증은 통증을 불러일으키고 이로 인해 목 근육이 더욱 경직되면서 악순환을 하게 됩니다.

통증의 양상은 다양한데 관자놀이가 뻐근하고 머리 전체 혹은 앞머리를 조이는 듯한 통증이 흔합니다.

어깨, 뒷목 근육 쪽의 통증도 있을 수 있습니다. 간혹 구역, 구토, 어지러움, 밝은 빛에 예민해지는 증상이 동반될 수 있어 편두통과 구별이 필요합니다.

긴장형 두통의 경우 적절한 안정과 편안한 자세를 취하는 것이 중요합니다. 스트레스를 잘 풀어 주는 것이 도움이 되며 휴식만으로 증상이 호전되지 않으면 약물로 치료를 할 수 있습니다.

  증상이 심한 경우에는 신경치료, 물리치료, 주사치료 등 다양한 치료 방법들이 도움이 될 수 있으니 전문의의 치료를 받는 것이 좋습니다.

북한이탈 노인주민은 고령화 사회로 접어든 대한민국 사회에서 취약한 노인이자 북한이탈주민이라는 또 다른 취약성을 갖고 있는 것입니다. 모든 면에서 적응이 필요한 북한이탈 노인주민은 고령화 사회에 대한 준비가 더딘 대한민국 사회에서 매우 소외된 집단이라고 볼 수 있습니다. 전체 북한이탈주민의 10%를 차지하는 북한이탈 노인주민에 대한 실태조사 및 연구는 거의 없으며 이들을 위한 적절한 대처 방안 모색은 아직 이루어지지 않고 있습니다.

만성질환과 정신건강의학적인 관리가 필요한 북한이탈 노인주민

국립중앙의료원 정신건강의학과 전문의 김현정

1. 북한이탈 노인주민의 정의

　북한이탈주민이란 북한에 주소, 직계가족, 배우자, 직장 등을 두고 있는 자로서 북한을 벗어난 후 외국의 국적을 취득하지 아니한 사람을 말합니다. 북한의 「년로자 보호법」 제2조에는 "보호대상 년로자"를 남자 60세, 여자 55세로 규정하고 있습니다. 북한이탈주민들이 50대부터 노인으로 여기는 문화적 배경과 북한의 평균 수명이 약 68세임을 감안하여 북한이탈주민 중 만 55세 이상의 대한민국 국민을 북한이탈 노인주민으로 정의합니다. 2014년 통일부에서는 북한이탈 노인주민이 전체 북한이탈주민의 대략 10%를 차지하고 있다고 발표하였습니다.

2. 북한이탈 노인주민의 특성

　북한의 평균 수명은 1998년 74.5세에서 1999년 66.8세로 감소하였다가 2008년 68세로 다소 증가 하였는데 이는 식량난과 열악한 환경에서 비롯된 것으로 보고되었습니다. 북한주민의 가치관은 수령중심주의, 집단주의 등으로 한국의 가치관과는 매우 다릅니다. 전혀 다른 가치관으로 살아가던 북한 노인들이 탈북과 동시에 대한민국이라는 낯선 환경에서 적응하기란 쉬운 일이 아닐 것입니다. 북한이탈 노인주민들은 탈북으로 익숙한 환경에서 벗어나면서 터전의 변화, 친인척과의 단절, 건강 악화 등의 문제를 겪으면서 심리적 불안정이 높아질 수밖에 없습니다.
　2012년에 대한적십자사가 발표한 4대 취약 계층에 북한이탈주민과 노인이 포함되었습니다. 즉, 북한이탈 노인주민은 고령화 사회로 접어든 대한민국 사회에서 취약한 노인이자 북한이탈주민이라는 또 다른 취약성을 갖고 있는 것입니다. 모든 면에서 적응이 필요한 북한이탈 노인주민은 고령화 사회에 대한 준비가 더딘 대한민국 사회에서 매우 소외된 집단이라고 볼 수 있습니다. 전체 북한이탈주민의 10%를 차지하는 북한이탈 노인주민에 대한 실태 조사 및 연구는 거의 없으며 이들을 위한 적절한 대처 방안 모색은 아직 이루어지지 않고 있습니다.
　북한이탈 노인주민의 제3국에서의 체류 기간은 평균 3년 이상으로 북한이탈주민에 비해 짧다고 하며 가족과 동반 입국하는 비율이 더 높다고 알려져 있습니다. 북한이탈 노인주민의 경우 직장생활을 하는 비율이 낮으며 한 달 수입은 93.3%가 100만 원 미만으로 한국 노인에 비하여 월등히 낮습니다. 북한이탈 노인주민은 한국 사회에서 적응에 필요한 시간이 다른 연령대에 비해 길고 경제적 어려움과 건강문제를 동시에 갖고 있다고 합니다. 20% 정도의 북한이탈 노인주민은 보호자의 부재, 경제적 어려움, 낯선 환경에서 적응의 어려움 등의 이유로 건강관리가 필요함에도 불구하고 병원에 가지 못하는 경우가 많다고 합니다.

북한이탈 노인주민들은 대체적으로 자신의 건강에 대한 부정적인 인식을 가지고 있으며 한국 노인에 비해 자신의 건강상태를 더 좋지 않게 평가하는 경향이 있는 것으로 연구되었습니다. 실제로 한국 노인에 비해 북한이탈 노인주민은 관절염, 골다공증과 같은 근골격계 질환, 치아 문제가 많고 불면증, 불안과 같은 정신건강의학과적 문제가 많다고 합니다. 북한이탈 노인주민에게는 일반적인 만성질환 관리와 더불어 정신건강의학적인 관리가 반드시 함께 이루어져야 합니다.

3. 노년기 정신건강

노년기에는 건강문제, 퇴직, 죽음, 외로움, 자녀와의 갈등, 사회적 소외와 같은 다양한 변화에 적응해야 합니다. 또한 경로사상이 무시되는 사회에 적응해야 하는 문제도 있습니다. 특히 배우자의 죽음, 직업과 지위의 상실, 수입 감소, 가정에서의 권위 상실, 자녀와의 불화, 신체적 쇠약과 건강문제로 인해 우울하고 자살 충동을 느낄 수 있습니다. 노년기에 겪는 부정적 경험들이 절망감, 소외감, 외로움을 불러일으키는데 이는 노년기 우울증, 자살과 밀접한 관계가 있습니다. 스트레스, 분노나 불안, 우울 등과 같은 부정 정서를 유발하고 정신건강의학과적인 질병과 연관이 있는데 정서적, 인지적 유연성이 저하되어 있는 노년기에 겪는 부정적인 경험으로 인한 스트레스는 노인의 신체적, 정신적 건강을 위협합니다.

북한이탈 노인주민들에게는 노년기 정신건강을 위협하는 여러 부정적 요인들보다도 더 극단적인 요인들이 있습니다. 탈북 전 북에서의 어려운 생활, 생명의 위협을 받으며 북한을 나오는 과정, 그리고 공안을 피해 숨어 지내며 버텨온 제 3국에서의 생활 등으로 인한 정신적 트라우마와 한국에 정착하며 겪는 문화적 충격, 빈곤, 소외감, 정서적 단절 등이 더해집니다. 이들의 노년기 정신질환 유병률은 일반 노인 인구에 비해 높을 것으로 예상되나 정확한 연구는 아직까지 부족한 실정입니다.

1) 노년기 우울증

노년기 우울증의 증상은 일반 성인 우울증의 증상과 차이가 있습니다. 노년기 우울증에서는 성인 우울증에 비해 신체적 통증, 신체 증상, 인지기능 저하 증상이 더 두드러집니다. 노인은 정서적으로 우울하다는 표현을 하기보다는 여기저기 아프다고 많이 호소합니다. 그래서 내과, 외과에서 진료도 받고 하지만 정확하게 통증을 설명할 질환을 찾기 어려운 경우가 많습니다. 하지만 노년기에는 기분이 좋지 않고 여기저기 아프며 기억력이 떨어지는 것이 당연하다고 생각하는 경향이 높아 노인들의 증상이 적절히 알려지지 않는 경우가 많습니다.

노년기에 접어들었다고 해서 즐거움, 행복감, 삶의 만족도가 떨어진다는 것은 편견이고 오해입니다.

정신적으로 건강한 노년기에는 성인기 못지않게 인생이 즐겁고 오히려 성인보다 지혜가 많아 정서적으로 더 풍요롭습니다. 어르신이 여기저기 아프고 기운 없어 하며 잠을 못 자고 기억력이 이전 같지 않은 모습을 보인다면 반드시 정신건강의학적 평가가 이루어져야 합니다. 노년기의 우울증은 치매로 이어지기도 하고 무력감으로 자신을 돌보지 않아 신체건강에 위협을 가하게 되며 더 악화될 경우 자살로 이어지기도 합니다(OECD 국가 중 자살률이 가장 높은 우리나라에서 노인 자살의 비중이 가장 높습니다). 자살의 원인 중 정신건강의학적 문제가 50% 이상을 차지하는데 그중 우울증의 비중이 가장 높습니다. 우울증은 가장 많이 연구되어 있고 약물도 많이 개발되어 있으며 약물치료도 잘되는 질병 중 하나입니다. 안타까운 것은 다른 선진 국가에 비해 우리나라 사람들이 정신건강의학과의 도움을 받는 비율이 낮고 약에 대한 편견 또한 많아 치료가 제대로 이루어지지 못하는 경우가 많다는 것입니다. 건강 상식, 지식은 학력 수준과 무관하지 않습니다. 노년기의 어르신 중에도 학력이 낮은 분들이 정신건강의학과에 대한 편견이 높은데 북한이탈 노인주민은 더욱더 건강 상식이 부족할 것으로 생각됩니다. 또한 북에서 정신건강의학과 대한 편견이 많아 정신건강의학과 방문을 더더욱 꺼리는 경향이 높을 것으로 추정되어 이들의 이해 수준에 맞는 정신건강 교육이 이루어질 필요가 있겠습니다.

2) 기억력 저하

노인에게서 노화에 따른 대표적인 문제 중 하나가 인지기능의 변화입니다. 나이가 들면서 점차 뇌세포가 줄어들고 인지기능이 떨어집니다. 인지기능이란 학습 및 기억능력, 주의 집중력, 언어능력, 운동능력, 시각 및 공간지각능력, 전두엽 관리기능, 성격 및 정서 기능을 말합니다. 인지기능 장애 중에서 개인, 가족, 사회에 많은 부담을 주는 질환으로 알려진 것이 바로 치매입니다. 1980년대 이후 치매에 대한 관심이 증가하면서 치매와 치매의 예방, 치매 전 단계인 경도인지장애, 정상 노화인 건망증과 같은 기억력 저하와 관련된 연구들이 꾸준히 증가되어 왔습니다. 치매 치료 약물도 개발되었지만 아직까지 치매를 완벽히 예방하거나 완치하는 약물은 없습니다.

나이가 들면서 뇌세포 수가 줄어들어 기억력 저하는 있기 마련입니다. 하지만 생각의 정확도, 판단력, 이해력은 잘 유지됩니다. 새로운 정보를 입력하는 속도가 떨어지고 기억해 내는 능력이 저하되지만 반복해서 배운다면 얼마든지 새로운 기억을 배울 수 있습니다. 일반적인 기억력 저하를 우리는 건망증이라고 합니다. 건망증이 있는 것은 노화의 자연스러운 모습입니다. 건망증은 주관적으로 기억력이 떨어졌다고 느끼지만 기억력 검사에서는 정상 소견을 보이고 일상생활에 인지기능 저하로 인한 문제는 없습니다. 건망증이 있다고 치매는 아닙니다.

노년기에 갑작스러운 기억력 저하를 유발할 수 있는 질병은 다양합니다. 뇌졸중, 뇌출혈과 같은 뇌질환, 외상성 뇌손상이 기억력 저하를 유발합니다. 내과 질환 중에서 갑상선기능 저하, 간질환, 조절되지 않는 당뇨, 고혈압, 감염성 질환, 약물 오남용 등에 의해서 인지기능 저하가 발생하기도 합니다. 노년기에 발생하는 우울증, 불안장애는 집중력, 기억력과 같은 인지기능 저하를 보일 수 있습니다.

(1) 노인 우울증에 의한 가성치매

노인 우울증에서 급격한 기억력 저하를 보일 수 있으며 심하면 치매와 유사한 증상을 보인다고 하여 가성치매라고 불립니다. 노년기

인지기능 저하를 진단할 때 반드시 감별해야 하는 질환이 우울증입니다.

치매와 가성치매에는 몇 가지 차이점이 있습니다.

가성치매 환자에서 기억력 저하는 비교적 짧은 시간 안에 급격히 일어나고 기억력이 저하된 것에 대하여 굉장히 절망스럽게 생각합니다. 검사를 하면서도 오답이라도 답을 이야기하려 하지만 우울증으로 인한 가성치매 환자의 경우 모른다고 하며 답하기를 포기하려는 경향을 보입니다. 이 외에도 가성치매의 환자에서는 우울증의 증상들이 있습니다. 과도한 죄책감, 죽음에 대한 생각, 불면증, 식습관의 변화를 보이며 우울증을 앓았던 과거력이 있습니다.

치매 환자의 경우 인지기능개선제를 투약한다면 가성치매 환자들은 항우울제 복용으로 우울증의 증상 개선과 함께 기억력의 개선을 보입니다.

(2) 경도인지장애

경도인지장애는 쉽게 말해 정상 건망증과 치매의 중간 단계라고 말할 수 있습니다. 경도인지장애는 정상에 비해 치매 유병률이 10배가 높다고 되어 있어 추적 관찰이 필요합니다.

주관적으로 기억력 저하를 호소하지만 인지기능 검사에서 이상이 없는 건망증 환자와 다르게 경도인지장애 환자들은 기억력 저하 소견이 인지기능 검사에서 확인됩니다. 경도인지장애 환자들의 검사 소견에는 치매 환자만큼은 아니지만 인지 영역의 손상이 있습니다. 치매 환자와의 차이점은 경도인지장애 환자들은 인지기능이 저하되어 있지만 일상생활에는 아직까지 큰 문제가 나타나지 않았다는 것입니다.

(3) 치매

노인성 질환 중 최근 사회적 관심을 받고 있는 치매는 정상적 건망증과는 달리 뇌의 질환으로 인해 생기는 증후군으로, 한국보건사회연구원 조사 결과에 따르면 1995년 우리나라 치매 노인 수는 21만 8,000명으로 65세 이상 노인의 8.3%에 해당되며, 2020년경에는 약 3배 정도 늘어난 69만 명에 달해 그 비율이 약 9.0%대에 이를 것으로 추정되고 있습니다. 치매는 연령이 증가함에 따라 발생하는 질병으로 인구의 고령화에 따라 치매 유병률이 지속적으로 증가할 것으로 예측됩니다. 65세 이상 노인의 1/4 정도에서 경도인지장애가 발생하며 매년 경도인지장애 환자의 10~15%가 알츠하이머병으로 진단되고, 6년 후에는 알츠하이머 환자의 80%가 치매로 진행된다는 보고가 있습니다.

치매의 위험 요인으로 고령, 여자, 낮은 학력, 시골 출생, 중독 질환, 정신과 질환, 내과 질환, 뇌질환, 뇌손상의 과거력을 들 수 있습니다. 북한이탈 노인주민들 중 위험 요인을 많이 가지고 있고 치매 유병률이 일반 노인 인구에 비해 높을 것으로 예측되나 더 많은 연구가 이루어져야 할 것입니다.

치매란 일상생활에 장애를 초래할 정도로 인지기능의 장애가 있는 상태입니다. 치매는 노인과 그 가족의 삶을 황폐화시키는 만성질환으로 뇌신경 손상으로 인한 기억력 및 인지기능 장애가 주 증상이고, 이로 인해 우울, 행동장애, 수면장애, 인격의 변화, 망상, 환각 등의 정신과적 증상이 동반되는 것으로 알려져 있습니다.

치매는 일단 발병하면 만성적으로 퇴행하면서 완치가 어렵고 점차 독립적인 생활능력이 감퇴되어 중등도 이상의 치매의 경우 간병 또는 간호가 요구되어 조기 개입이 중요합니다. 하지만 환자 가족들이나 환자는 기억력 장애와 인지기능 장애를 자연적인 노화 과정으로 여겨서 치매의 조기 진단율이 낮아집니다. 환자의 치매 증상을 인지하는 경우가 절반 정도에 불과해 치매로 인한 문제 행동이 가족 간의 불만과 갈등으로 가족 불화를 일으키게 됩니다.

치매의 질환 중 약 35~50%는 조기에 발견하여 관리하면 증상 개선과 일상생활 기능 유지가 가능합니다. 치매 증상을 미리 예방하거나 조기에 발견하여 적절한 관리를 받는다면, 치매의 진전을 최소화하여 일상생활을 유지할 수 있으므로 약물 치료 및 재활 치료가 필요합니다.

치매 질환의 증가로 인해 발생되는 노인 의료비의 증가는 사회적, 국가적 부담의 가중을 초래하고 있습니다. 이처럼 노인 개인의 삶의 질은 물론 그 가족과 사회에 큰 문제로 대두되는 있는 치매를 조기에 발견하여 치료해야 합니다. 나아가 치매를 예방하여 유병률을 낮추는 것이 절실합니다.

(4) 치매 예방

노인 연령에서의 다양한 인지 프로그램은 여가활동에 참여하는 경우 치매의 발병률이 낮아진다고 보고되고 있습니다. 독서, 간단한 게임, 받아쓰기, 수학 활동 등의 인지건강증진 활동이 우울 및 삶의 질 개선과 함께 인지기능을 강화시키는 것으로 이해됩니다. 인지장애가 시작된 치매 노인을 대상으로 미술치료, 작업치료, 운동치료, 신체활동, 회상치료, 음악치료, 원예치료 등을 적용하여 인지, 신체, 정서 등에서 긍정적인 효과가 보고되고 있습니다. 하지만 인지장애가 시작되기 전에 인지기능을 유지하는 치매 예방에 대한 관심이 더 높습니다.

생활습관과 인지건강에 대한 문헌의 체계적 고찰 결과 신체활동, 금연, 사회활동, 인지활동, 적당한 음주, 적당 체중 및 뇌 건강 식사 등의 건강생활습관이 인지건강에 긍정적 영향을 미치는 것을 확인하였습니다. 2009년 보건복지부에서는 일반인들이 쉽게 활용할 수 있는 인지건강수칙을 작성하였습니다. 생활습관이 인지건강에 미치는 영향에 대한 연구의 체계적 고찰을 통해 신체적 활동, 금연, 사회활동, 인지활동, 적당한 음주, 적정 체중 유지 및 뇌건강식 등의 건강생활습관이 주요 요인으로 밝혀졌습니다. 이에 생활습관 요인을 중심으로 한 인지건강수칙(PASCAL)을 개발하였습니다. 이 수칙은 일반인을 대상으로 한 치매 예방 교육과 노인보건사업에서 인지건강증진을 위한 자료로 활용되고 있습니다.

① 신체활동

걷기와 같은 경미한 운동 또는 각종 스포츠 활동을 통한 강도가 높은 운동을 하는 경우 그렇지 않은 경우에 비해 상대적으로 인지기능 상태가 더 양호하였고 인지기능 저하, 인지장애, 치매, 알츠하이머병 등의 발생률이 낮았습니다.

② 금연

아직까지 금연이 인지건강에 미치는 영향에 대한 확고한 결론을 내리는 데는 연구 결과의 일관성이 부족한 면이 있습니다. 그럼에도 금연에 대한 긍정적인 연구들이 많고, 금연의 다른 건강 효과에 대한 근거들이 많아 인지건강을 위한 권장사항으로 채택되었습니다.

③ 사회활동

사회참여 정도를 친구, 친척과 접촉 빈도, 종교 활동, 단체 활동, 등 여러 활동에 더 많이 참여할수록 상대적으로 인지기능의 저하 속도가 느리고 치매, 알츠하이머병의 발생률이 낮았습니다.

④ 인지활동

새로운 언어 배우기, 카드 게임하기 등 지적 활동과 인지건강이 관련성을 보였습니다. 독서가 치매 위험을 낮추는 것으로 보고되고 있습니다. 독서, 서양장기, 도서관 이용, 연극 관람 등 지적 활동 횟수가 빈번할수록 알츠하이머병의 발생 위험이 낮았습니다.

⑤ 금주

적당한 음주가 인지건강에 긍정적인 영향을 미치는 것으로 나타났습니다. 그러나 과음, 문제 음주, 폭음 등은 인지건강에 해가 되는 것으로 조사되었습니다. 술은 뇌에 직접적인 손상을 일으킴으로써 인지기능의 저하를 초래합니다.

⑥ 영양

다수의 연구에서 생선, 채소, 과일, 우유 등의 섭취가 인지건강에 좋은 영향을 미치는 것으로 나타났습니다. 또한 비타민 C와 E 같은 비타민제 복용도 도움이 되는 것으로 보고되었습니다. 그러나 육류 등의 고지방 섭취는 치매의 위험을 높이는 것으로 조사되었습니다.

인지건강수칙은 적정 체중과 영양을 합쳐서 취급하여 다음과 같이 총 6개의 생활습관을 제시하고 있습니다.

▶ 치매 예방을 위한 인지건강수칙

생활습관이 인지건강에 미치는 영향에 대한 체계적 고찰 결과를 바탕으로 신경과학, 정신과학, 예방의학, 영양학 등 전문가 자문을 통해 생활습관에 대한 구체적인 권장사항을 개발하였습니다. 수칙의 제목은 생활습관별 영문 알파벳 앞 글자를 따서 'PASCAL'로 명명하였습니다.

(1) 규칙적으로 운동합니다(Physical activity)

알츠하이머 치매에 걸릴 확률이 1/3 줄어듭니다.

- 운동을 생활화하십시오.
  - 규칙적으로 운동을 하십시오.
  - 숨차고 땀나는 운동을 1주일에 3회 이상 하십시오.
  - 다양한 스포츠를 즐기십시오.
- 자주 걷도록 하십시오.
  - 1주일에 3회 이상 걸으십시오.
  - 가능하면 많이 걸으십시오.

* 주의사항: 과도한 운동은 해가 될 수 있으므로 의사와 상담하신 후 적당한 운동량, 운동 강도, 운동시간 들을 지도받으시기 바랍니다.

(2) 금연합니다(Anti-smoking)

현재 흡연하는 사람이 알츠하이머 치매에 걸릴 위험이 3배 높습니다.

- 담배를 멀리하십시오.
  - 흡연을 시작하지 마십시오.
  - 여성분은 각별히 주의하십시오.
- 지금 담배를 끊으십시오.
  - 지금 흡연하고 계시다면 바로 담배를 끊으십시오.
  - 지금 금연해도 늦지 않습니다.

(3) 사회활동을 활발히 합니다(Social activity)

인지기능 저하의 위험이 1/3 정도 낮아집니다.

- 사람을 많이 만나십시오.
  - 친구를 많이 사귀십시오.
  - 친척과 친구를 최소 한 달에 한 번 이상 자주 만나십시오.
- 사회활동과 여가활동에 적극 참여하십시오.
  - 지역사회의 다양한 사회활동에 참여하십시오(예: 친목단체, 스포츠클럽, 자원봉사, 종교 활동).
- 여가생활을 즐기십시오(예: 영화, 연극, 전시회관람, 여행).
- 여러 가지 활동을 많이 하십시오(예: 집 청소하기, 요리하기, 텃밭 가꾸기).

(4) 적극적인 두뇌활동을 합니다(Cognitive activity)

인지장애가 올 위험을 1/3 정도 낮출 수 있습니다.

- 머리를 많이 쓰는 활동을 적극적으로 하십시오.
  - 독서를 하십시오.
  - 적극적인 사고와 생각을 많이 하십시오(예: 글쓰기, 창작 활동).
- 배움에는 정년이 없습니다.
  - 새로운 것을 배우고 경험하십시오(예: 외국어, 악기, 컴퓨터).
  - 뇌를 자극할 수 있는 다양한 활동을 많이 하십시오(예: 독서, 라디오 청취, 퍼즐 맞추기).

(5) 절주합니다(Alcohol drinking in moderation)

과음과 폭음이 인지장애의 확률을 2배 높입니다.

- 과음을 삼가십시오.
  - 술을 절제하십시오.
- 술은 적당히 드십시오.
  - 음주를 하신다면 한 번에 1~2잔, 일주일에 3회 이하로 드십시오.

*주의사항: 음주는 알코올 중독, 우울증, 간경변 등의 위험이 있어 주의를 요합니다.

(6) 뇌 건강 식사를 합니다(Lean body mass and healthy diet)

뇌 건강에 좋은 식품의 섭취를 늘리십시오.

- 치매에 걸릴 위험을 1/3~2/3 낮춥니다.
  - 생선을 섭취하십시오.
  - 채소와 과일을 매일 섭취하십시오.
  - 수분을 충분히 섭취하십시오.
  - 육류를 적게 드십시오.
- 적절한 체중을 유지하십시오.
- 중년에 비만인 사람이 치매에 걸릴 위험이 2배 높습니다.
  - 비만이 되지 않도록 주의하십시오.
  - 체중이 크게 늘거나 줄지 않도록 체중 관리를 하십시오.

산부인과에 방문한 북한이탈주민의 주진단명을 살펴보면, 외래 방문은 '임신'이 가장 많았고, '자궁암 병변 및 전암병변'과 '질·경부염, 골반염' 등 염증성 질환이 많은 것으로 나타났습니다. 산부인과에 입원한 주진단명 역시 '임신'이 가장 많았으며, 다음으로는 '자궁암병변' 및 '전암병변'과 '골반염'이 순서대로 많은 것으로 확인되었습니다.

북한이탈주민, 그리고 여성 건강

국립중앙의료원 산부인과 과장 주성홍

1. 북한이탈주민과 여성 건강

북한이탈주민의 79%는 여성[1]으로, 남성보다 그 비율이 월등히 높습니다. 이들은 북한을 이탈하는 과정에서 중국 등 중간 경유하는 지역에서 오랜 시간을 보내게 됩니다. 북한이탈주민의 건강상태에 대해서는 앞선 장에서도 알아보았듯이 탈북을 하는 과정에서 경험했던 여러 가지 힘든 일로 인해 육체적으로나 정신적으로 많이 지쳐있는 상태입니다.

특히 탈북 이후에 많은 북한이탈주민들이 당시의 충격, 그리고 고향에 대한 그리움, 남한 생활에 대한 부적응 등의 이유로 인해 정신적인 질환을 많이 앓게 됩니다. 이번 장에서는 북한이탈주민, 그중에

---

1. 통일부, 북한이탈주민지원재단 통계(2016년 기준).

서도 여성들의 건강에 대해서 살펴보고자 합니다.

 북한이탈주민, 그중에서도 여성 건강관리 실태의 심각성, 그리고 필요성에 대해 간절하게 깨닫게 된 사례가 있어 소개해 드리고자 합니다.

 제 기억으로는 아마 탈북한 지 6개월이 채 되지 않은 북한이탈주민이었습니다. 그는 복통을 호소하며 국립중앙의료원 산부인과를 방문했습니다. 여러 가지 검사를 한 끝에 통증의 원인이 피임 장치 때문이라는 것을 알 수 있었습니다. 현재 시중에 나와 있는 피임 장치의 사용 기한은 5년입니다. 그런데 이 환자는 10년이 지난 세월 동안 피임 장치를 착용하고 있었던 것입니다. 너무 오랜 시간 피임 장치를 착용하고 있다 보니 장치는 자궁을 뚫고 나와 버린 상태였습니다. 조금만 더 시간이 지났다면 장을 뚫고 나왔을지도 모르는 심각한 상황이었습니다.

 다행히 장을 뚫고 나오지는 않아서 자궁을 완전히 드러내는 수술을 해야 했습니다. 피임 기구가 자궁을 뚫고 나오는 상황이 발생하다니 정말 놀라운 일이었습니다. 그런데 더 놀라운 점은 이 환자처럼 사용 기한이 지난 피임기구를 착용하고 있는 북한이탈주민 여성들이 생각보다 많다는 것입니다. 북한이탈주민, 특히 여성들의 건강관리는 이처럼 심각한 상태입니다. 제대로 관리가 되지 않고 있는 실정입니다.

 북한이탈여성들은 북한에서도, 그리고 탈북을 하는 과정에서도 정기적인 산부인과 검사를 받은 적이 없습니다. 탈북 과정에서 험난한 산을 넘고, 바다를 건너야 하는 것은 다반사이고, 제대로 숙면을 취할 수도 없습니다. 물론 영양섭취도 제대로 되지 않겠죠. 이렇게 열악한 환경에 놓이다 보니 자연스럽게 면역력은 떨어지고 개인 위생관리도 잘 되지 않습니다.

이로 인해 북한이탈여성들은 다양한 질환의 위험에 놓이게 됩니다. 그중에서도 특히 질염, 골반염 등 감염질환에 많이 노출되게 됩니다.

북한이탈주민 여성에게서 많이 나타나는 질환에 대해서는 다시 자세하게 언급하도록 하겠습니다. 국경없는의사회(Medecins Sans Frontiers, 2010)의 조사 결과, 78%의 북한이탈주민은 의료 서비스를 이용할 수 없다고 답했습니다. 의료 서비스를 이용할 수 없는 이유는 불법입국(92.3%), 비용문제(50%), 자기치료(46.2%). 언어소통문제(19.2%), 교통(7.7%) 순입니다. 이러한 이유로 북한이탈주민의 의료 서비스 요구가 많습니다.

2. 북한이탈주민의 산부인과적 임상 특성

국립중앙의료원에 내원한 북한이탈주민 환자 중에서도 산부인과 진료를 요하는 비율이 높았습니다. 북한이탈주민 중 여성들에게서

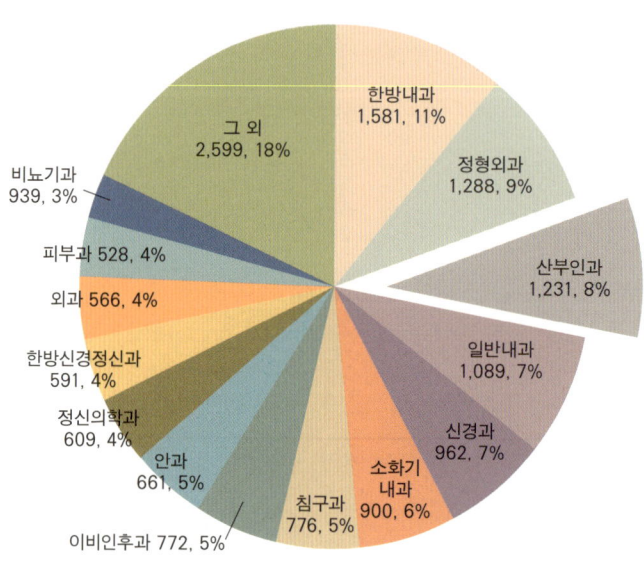

흔히 나타나는 질환을 알아보기 위해 국립중앙의료원에 방문한 환자들을 대상으로 통계를 내보았습니다.

2006년부터 2016년까지 국립중앙의료원을 방문하여 진료를 받은 북한이탈주민 실인원은 14,546명이었고, 그중 산부인과 외래를 방문한 실인원은 1,231명으로 한방내과, 정형외과의 뒤를 이어 3번째로 많이 방문한 것으로 나타났습니다. 입원 환자를 기준으로 보아도 전체 입원 환자 실인원 3,015명 중 352명으로, 국립중앙의료원을 방문한 북한이탈주민 가운데 약 12%가 산부인과에 입원한 것으로 파악

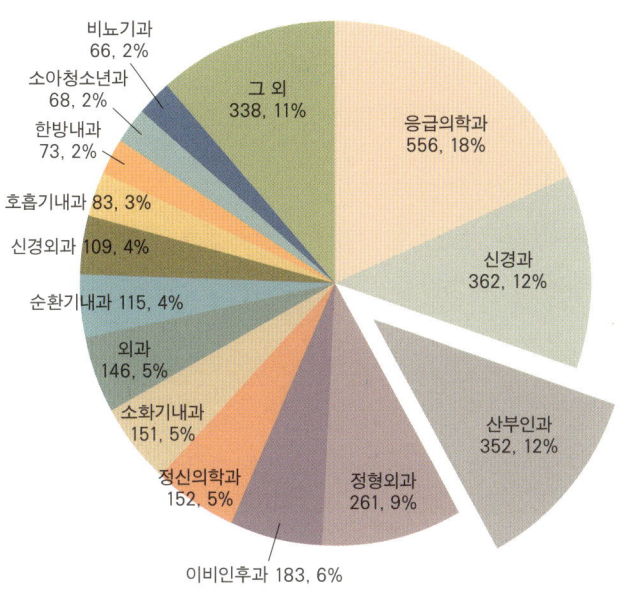

되었습니다.

산부인과에 방문한 북한이탈주민의 주진단명을 살펴보면, 외래 방문은 '임신'이 가장 많았고, '자궁암병변 및 전암병변'과 '질·경부염, 골반염' 등 염증성 질환이 많은 것으로 나타났습니다. 산부인과에 입원한 주진단명 역시 '임신'이 가장 많았으며, 다음으로는 '자궁암병변' 및 '전암병변'과 '골반염'이 순서대로 많은 것으로 확인되었습니다.

2006~2016년 동안 국립중앙의료원에서 분만한 북한이탈주민은

총 156명이었습니다. 분만 시 산모의 평균 나이는 30.8세로 2014년 국립중앙의료원 전체 분만 산모의 평균 30.4세와 비슷하였고, 분만 시 평균 임신 주수 또한 38.6주로 2014년 국립중앙의료원 전체 분만 산모의 평균 38.4주와 차이가 없었으며, 신생아의 평균 몸무게 또한 3309.9gm으로 2014년 국립중앙의료원 전체 분만 산모(2014년 한 해 동안 진료한 산모의 수가 북한이탈주민의 진료 인원과 비슷하여 비교 대상으로 삼았습니다)의 평균 3213gm과 통계적으로 유의한 차이가 없었습니다.

북한이탈주민의 가정은 초혼이 71명으로 가장 많았고, 동거 42명, 재혼 30명, 미혼 8명, 이혼 5명 순으로 나타났습니다. 제왕절개율에서 2014년 국립중앙의료원 전체 분만 산모와 차이를 보이는데, 분만 156건 중 107건인 68.6%로 2014년 국립중앙의료원 전체 분만 산모 42%보다 높았습니다. 제왕절개 적응증도 북한이탈주민과 2014년 국립중앙의료원 전체 분만 산모에서 차이를 보이는데, 두 군 모두 기제 왕절개술에 의한 반복제왕절개술이 가장 많았지만 그 외의 적응증은 차이가 있었습니다.

주목해야 할 부분은 임신과 관련된 합병증 부문입니다. 북한이탈주민 임산부가 임신과 관련된 합병증이 있었던 경우가 24.4%이었고, 조기양막파수 7.7%, 조기진통 5.8%, 전치태반 3.2%, 전자간증 2.6%로 나타났다는 점입니다.

그리고 임신 환자 중 내과적 질환을 동반한 임산부가 56.4%였으

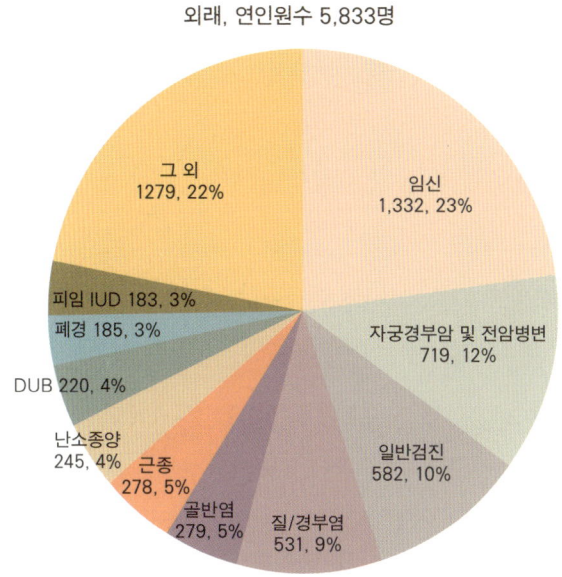

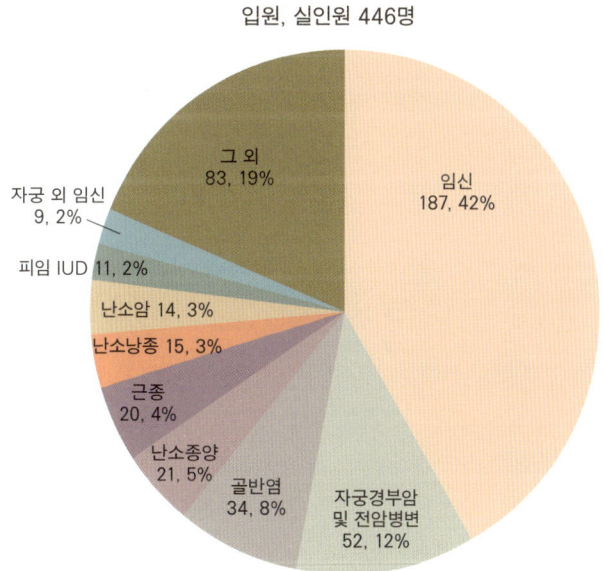

며, 빈혈이 42.3%, 간염 15.4%, 결핵 2.6% 순으로 집계됐습니다. 이는 북한이탈주민 여성들이 염증 질환에 노출되어 있었던 상황과 무관하지 않습니다. 질염, 골반염 등 염증 질환을 앓았던 여성들은 임신 합병증이 발생할 확률이 높기 때문입니다.

특히 염증성 질환이 있었던 여성이 임신을 했을 경우 유착 등이 생겨 통증을 더 많이 느낄 수 있습니다.

북한이탈여성들에게서 자주 발생하는 질환 중 한 가지는 자궁경부암 및 전암병변입니다. 국립중앙의료원에 내원한 환자를 대상으로 조사(2006~2016년 1,231명 대상)를 해 본 결과, 자궁경부 세포진 검사에서 이상 소견이 있어 방문한 북한이탈주민(87명)의 평균 나이는 43.6세이고 폐경된 환자가 69.7%, 분만력이 있는 환자가 74.7%였습니다. 세포진 검사 결과 불분명한 비정형 편평성 세포(ASCUS)가 39%로 가장 많았고, 고등급 평편성 상피내 병변(HSIL) 30%, 저등급 평편성 상피내 병변(LSIL) 24%, 자궁경부암 4%, 비정형 선세포(AGUS) 2%, 고등급 비정형 상피세포(ASC-H) 1%로 HSIL의 비중이 상대적으로 높았습니다.

자궁경부 세포진 검사 이상 소견이 있었던 북한이탈주민을 대상으로 시행한 인유두종바이러스(HPV) 검사에서 감염 양성이 83.6%였으며 HPV 고위험군에 감염된 경우가 55.1%, HPV 저위험군에 감염된 경우는 24.1%였습니다.

2006~2016년 동안 국립중앙의료원에서 질염, 자궁경부염, 골반염

을 포함한 염증성 질환을 주진단으로 치료받은 북한이탈주민은 302명으로 평균 나이는 38.9세, 폐경된 환자가 11.4%, 분만력이 있는 환자가 71.2%였습니다.

앞서 언급했던 피임 장치에 대한 문제도 드러났습니다. 환자 중 75.5%가 피임을 하지 않고 있으며, 피임방법으로는 자궁내장치(IUD)가 가장 많았으며 10년 이상 장기 착용자가 IUD 사용자 중 16.5%인 것으로 나타났습니다.

염증성 질환자를 대상으로 실시한 성매개감염병(STD) 검사를 실시한 결과 STD 양성 유병률이 31.9%였고, STD 양성 환자 중 한 가지 병원성균 양성 67.6%, 두 가지 병원성균 양성 20.3%, 세 가지 이상 병원성균 14.9%이었습니다.

3. 북한이탈주민의 여성 건강 지키기

국립중앙의료원에서는 북한이탈주민을 위한 프로그램과 다양한 혜택을 진행하고 있으며, 북한이탈주민 상담실도 운영하고 있습니다. 의료 서비스가 낯설고 이해하기 어려울 경우 언제든지 상담실에서 설명을 듣고 의료 서비스를 이용할 수 있습니다.

의사의 진단보다 가족이나 지인이 제공하는 정보를 더 추종하는 태도와 잘못된 건강 상식 및 건강한 생활습관 부재로 건강관리에 문제가 발생할 수도 있으며, 의료 혜택의 기회가 충분하지 않아 스스로 문제를 해결하던 방법이 지속될 경우 오히려 치료 시기를 놓치는 원인이 될 수도 있으니 전문 의료진이 제시하는 치료 방법을 먼저 선택하는 것이 바람직합니다. 또한 건강증진예방센터에서 정기적으로 건강검진을 받을 수도 있습니다.

북한이탈주민, 그중 여성들은 여러 가지 환경적인 이유로 인해 염증 질환에 많이 노출되어 있고, 이로 인해 임신을 했을 경우에도 임신 합병증이 우려되고 있습니다.

염증 질환의 경우에는 초기에 병원 진료만 잘 받는다면 쉽게 치료되기 때문에 증상이 나타났을 경우 병원 진료를 받는 것이 가장 현명한 방법입니다. 냉이 심하거나 가렵거나 이상 증상이 나타난다면 주저 없이 병원을 찾는 것이 좋습니다. 그리고 임신을 하게 됐을 경우, 균 검사를 받아서 합병증이 생기기 전에 미리 치료할 것을 권장합니다.

우리나라의 경우 국가에서 2년에 한 번씩 무료로 건강검진을 받을 수 있도록 지원을 하고 있습니다. 국민이라면 누구나 무료로 받을 수 있는 검진이므로 북한이탈주민 또한 이 검진 프로그램을 활용하는 것이 좋습니다.

한편 북한이탈주민의 경우, 병원을 이용하는 방법을 잘 모른다거나 또는 병원비가 걱정되어 방문 자체를 꺼리는 경우가 있습니다. 이를 방지하기 위해 국가 차원에서 북한이탈주민을 대상으로 병원 이용에 대한 교육을 시행하고, 이들에게 주어지는 다양한 혜택을 자세하게 알려 주는 홍보 사업을 펼칠 필요가 있다고 생각됩니다.

대한민국 땅에서 건강관리를 받는 북한이탈 어린이의 사연과 질병 양상은 다양합니다. 분명한 사실은 이 어린이들은 대한민국의 자녀이자 미래의 희망이기 때문에 최선의 의료 혜택을 받으며 성장하도록 해야 한다는 것입니다. 이는 1인당 국민소득 국민소득 3만 달러를 넘보는 선진 대한민국이 제공해야 할 마땅한 의무입니다. 다행히 국립중앙의료원은 지난 2006년부터 북한이탈주민진료센터 및 상담실을 운영하면서 북한이탈 어린이 진료를 선도해 왔습니다.

진료 현장에서 본
북한이탈 어린이 이야기

국립중앙의료원 공공보건의료연구소 연구조정실장(소아청소년과전문의) 황세희

어린이는 미래 사회의 희망이자 국가의 동량棟梁으로 불립니다. 하지만 하루의 일상을 보호자에 의존해서 살아야 하는 존재이다 보니 보호자가 처한 여러 가지 상황과 인격에 따라 삶의 질이 좌우됩니다. 북한이탈 어린이도 부모의 현재 생활 상태, 자녀 양육 태도 등에 절대적인 영향을 받고 삽니다. 여기에 더해 이 어린이들은 북한이탈 주민 부모에게서 태어나 대한민국 땅에서 성장과정을 거치기 때문에 남한에 정착해서 살기 시작한 연령, 특히 학교에 입학해야 하는 경우에는 학교생활에 적응하는 과정도 아이의 일상에 큰 영향을 미칩니다. 당연히 나이가 어릴수록 우리 사회에 적응하는 과정에서 겪게 될 스트레스는 적다고 할 수 있습니다.

한국 생활에 가장 유리한 아이는 단연 부모가 대한민국에 정착한 이후에 태어난 경우입니다. 이 아이들은 또래 대한민국 어린이와 별다른 차이 없이 성장할 가능성이 높습니다.

반면 부모와 함께 혹은 다른 어른과 함께 국경을 넘어 한동안 중국 생활을 거친 뒤 동남아를 통해 남한 땅을 밟은 아이들-즉 탈북에서 정착까지 말 그대로 고난의 행군을 하면서 크고 작은 트라우마를 겪은 아이는 한국 생활에 적응하기가 훨씬 힘들 것입니다.

지금부터는 국립중앙의료원 소아청소년과에서 진료를 받은 아이들의 이야기를 통해 북한이탈 어린이들의 생생한 이야기를 풀어 보고자 합니다.

뇌수막염 치료로 건강을 되찾은 아이

진아는 40대 초반의 북한이탈주민 어머니와 한국인 아버지에게서 태어나 대한민국 평균적인 가정의 여느 어린이와 다름없이 행복하게 성장하고 있습니다.

필자가 진아를 처음 만난 것은 출생 후 포대기에 쌓인 채 예방접종을 받기 위해 국립중앙의료원 소아청소년과 외래를 찾은 날이었습니다. 통상 소아청소년과에서는 진료 전 체온을 측정하는데 당시 진아의 체온은 37.6℃였습니다. 배냇저고리부터 포대기에 이르기까지 몇 겹의 천을 보호막으로 두른 신생아는 건강한 아이도 체온이 37.6℃를 가리킬 수 있기 때문에 진아의 체온 자체는 문제 될 정도가 아닙니다. 하지만 옷을 열고 청진기를 가슴에 대도 진아는 매사 귀찮고 짜증 난다는 몸짓만 할 뿐 울지도, 그다지 저항하지도 않았습니다. 이런 반응은 아이가 병에 걸렸을 때 보이는 양상입니다.

"잘 먹고 잘 놀아요?" 필자가 물어보자 어머니는 "요즘 하루, 이틀 동안 젖도 덜 먹고 잘 안 노는 것 같다"는 대답을 했습니다.

어린이는 어른과 달리 병이 들어도 환자의 증상만으로 질병을 딱 꼬집어 진단하기가 어려운 경우가 많습니다. 예컨대 설사를 하는 경우에도 원인은 감기·장염·요로감염 등등 수도 없이 많습니다. 따라서 나이가 어릴수록 건강 상태를 파악하기 위해서는 잘 먹고 잘 노는지를 살펴봐야 합니다. 만일 먹는 것도 마다하며 잘 놀지도 않는다면 질병을 앓는다는 신호로 봐야 하며 특히 신생아는 입원해 자세히 원인을 찾아야 합니다. 진아도 예방접종은 일단 뒤로 미룬 채 곧바로 입원을 했고 몇 가지 검사를 시행한 결과 세균성뇌수막염으로 나타났습니다. 뇌수막염은 뇌와 척수를 둘러싼 얇은 막에 염증이 생긴 감염병인데, 진아처럼 세균 침투가 원인인 경우 상태가 위중해질 수 있습니다. 진아 역시 뇌수막염이 진행되면서 균이 전신으로 퍼지는 패혈증으로 진행하고 있었습니다.

필자가 검사 결과를 토대로 진아의 상태를 설명하자 어머니는 얼굴이 무척 어두워지더니 이내 체념한 목소리로 "살기 어렵겠네요, 혹시 목숨을 구하더라도 커서 사람 구실 하기는 더 힘들거구요"라며 탄식을 했습니다. 보통의 우리나라 보호자와는 무척 다른 반응이었습니다. 대한민국 어머니였다면 통상 의사의 설명이 끝나자마자 질병의 특징, 치료 방향, 예상되는 결과 등에 대해 다양한 질문을 반복적으로 했을 것입니다.

질병에 대한 더 자세한 설명을 하기보다는 진아 어머니의 비관적 불안감을 완화시켜 주는 일이 시급해 보였습니다.

"어머니, 왜 안 좋은 생각부터 하세요? 세균성 뇌수막염이 위중한 병인 건 맞지만, 또 진아가 패혈증 증상도 보이지만 요즈음은 균을 없애 주는 좋은 항생제가 많아서 치료하면 완쾌될 가능성이 무척 높습니다. 간혹 후유증으로 뇌에서 척수로 흐르는 액체가 나가는 길이 막혀 액체가 뇌 속에 고이는 경우가 있지만 그런 경우에도 뇌척수액을 다른 곳으로 흐르게 하는 물길을 만들어 주는 치료를 통해 문제를 해결할 수 있습니다. 일단 걱정부터 하실 게 아니라 항생제에 좋은 효과가 나타나기를 기도하면서 기다리시는 게 좋을 것 같습니다."

필자의 설명을 들은 진아 어머니는 반신반의하는 눈빛으로 "북한에서도 뇌수막염 앓는 아이를 많이 봤더랬어요. 죽는 경우가 태반이고 살아도 장애가 심하던데…"라며 말꼬리를 흐렸습니다.

다행히 진아는 항생제에 좋은 반응을 보여 차츰 먹는 양이 늘고 검사 수치도 좋아져서 열흘 뒤 아무런 후유증 없이 건강한 상태로 퇴원했습니다. 퇴원 후에도 정기적인 예방접종을 위해 외래를 방문했는데 진아 어머니는 매번 뇌수막염으로 입원 치료를 받았던 사실을 떠올리며 "남한 약이 이렇게 좋은지 몰랐습니다. 감사합니다"라는 말을 반복했습니다.

진아는 우리 사회에서 사랑받고 자라는 여느 집 딸과 다름없이 지금도 무럭무럭 잘 자라고 있습니다.

정신적 트라우마에 묻혀 버릴 뻔한 선천성 질병

진아와 달리 초등학교 5학년생 선아(가명)는 9살 때 탈북한 뒤 약 2년간 중국을 거쳐 동남아를 전전한 뒤에야 대한민국에 정착했습니다. 북한에서의 배고픈 생활도 힘들었지만 탈북 후 남한 땅을 밟기까지 어린 선아는 어른도 감당하기 힘든 상황을 지속적으로 견뎌야 했습니다. 이 땅에 온 이후 학교생활을 시작했는데 이 역시 선아에게는 수월한 일은 아니었습니다.

주지하다시피 대한민국 초등학생은 해야 할 과제가 참으로 많습니다. 선아는 여기에 더해 언어 문제와 탈북 과정을 겪으면서 소홀히 했던 공부도 또래에 비해 뒤처진 상태라 친구들보다 몇 배 열심히 노력해야 하는 문제까지 겹쳤습니다. 사실 언어만 하더라도 남북한이 똑같이 한글을 사용하지만 용어도 다른 게 많고 특히 일상에서 사용되는 외래어는 북한이탈 어린이에게는 금시초문인 '새로운 단어'라 할 수 있습니다. 또 말투도 북한식 언어를 구사하기 마련입니다. 자연 북한에서는 활발했다는 선아는 학교생활을 하면서 조용한 아이가 되었고 두통과 가슴이 답답한 증상도 자주 나타났습니다.

처음에는 탈북 이후 선아가 워낙 힘든 과정을 거친 데다 남한 사회에 적응하면서도 스트레스를 받는 상황이라 두통이나 가슴 답답한 증상을 선아도, 선아 어머니도 정신적 트라우마 탓으로 여겼습니다. 하지만 증상이 좀 자주 나타난다 싶어 소아청소년과 진료도 받고 정신건강의학과 상담도 몇 번 받았습니다. 상담 후 두통약 등을 먹으면 증상은 좋아지는 듯했으나 또다시 심신이 힘든 상황에 처하게 되면 증상이 도지곤 했습니다. 진료를 담당했던 의사 선생님들도 한결같이 선아가 처한 스트레스 상황을 이해하면서 좀 더 적극적으로 학교생활에 참여하고 교우 관계를 넓히면서 적응하다 보면 차츰 스트레스도 줄고 덩달아 두통과 가슴 답답한 상태도 점차 좋아질 거라는 조언을 함께했습니다. 이렇듯 선아는 학교생활에 조금씩 적응하면서 2년의 세월을 보냈습니다.

필자가 선아를 처음 진료했을 당시 선아는 수줍음을 잘 타면서 눈치를 많이 보는 듯싶었지만 학교생활에 대해 설명할 때 기분 좋은 말로 칭찬을 해 주면 사랑스러운 미소를 띠는 예쁜 소녀였습니다. 그날도 가끔씩 발생하는 두통약을 처방받기 위해 병원에 왔었는데 "두통 말고 아프거나 불편한 점은 없어?"라며 말을 건네자, 엄마 눈치를 보는 듯하던 선아는 이내 "체육시간에 달리기를 할 때면 가슴이 많이 답답해요"라는 대답을 했습니다. 그러자 곧 어머니가 곧바로 "몇 년 됐는데요, 선생님들이 스트레스 때문일 거라고 했어요"라며 설명을 덧붙였습니다.

필자가 진찰을 해 보니 청진기를 통해 진아의 심장에서 아주 미세한 잡음이 들리는 듯싶어 심전도 검사와 심장초음파 검사를 시행했는데 결과는 뜻밖에도 심방중격결손증으로 나타났습니다. 이 병은 왼쪽과 오른쪽 심방 사이에 있는 벽에 구멍이 난 선천성심장병입니다. 어릴 때 발견했으면 구멍 난 부위를 메워 주는 수술로 완치를 바라볼 수 있지만 방치할 경우 폐동맥 고혈압이 생기면서 20세 이후에는 심부전이 생길 수도 있습니다. 물론 선아 어머니는 북한에서부터 심장 이상이 있다는 말은 들어 본 적이 없었다고 했습니다. 아마도 선아는 북한에서 제대로 된 어린이 정기검진을 못 받아 본 채 성장했던 것 같습니다. 이후 탈북 과정을 거쳐 우리 사회에 정착했을 때는 심장의 구멍을 방치한 지 이미 10년 이상의 세월이 흘렀고 그 사이 폐동맥 고혈압이 진행돼 심장 잡음이 아주 미약해진 상황이라 선천성심장병 진단을 내리기 쉽지 않은 상태였던 것 같습니다. 심장 잡음은 왼쪽 심방과 오른쪽 심방의 압력 차이가 클수록 크게 들리는데 시간이 지날수록 양쪽 심방의 압력 차가 줄기 때문에 미약해지기 마련입니다.

선아는 영유아기에 수술을 했으면 훨씬 더 활발한 어린 시절을 보냈을 것입니다. 그래도 아쉽기는 하지만 폐동맥 고혈압이 수술을 못할 정도로까지 진행된 상태는 아니었습니다. 다행히 선아는 흉부외과에서 심장에 있는 구멍을 막아주는 수술을 받았고 결과가 좋아 퇴원했습니다. 퇴원 후 필자가 외래에서 선아를 다시 만나는 일이 없었던 걸로 미루어 건강하게 학교생활을 잘하고 있을 것으로 생각하고 있습니다.

돌이켜 보면 선아의 선천성심장병 진단이 늦어진 이유는 탈북 과정에서 겪은 극심한 스트레스 상황이 너무 큰 문제이다 보니 어머니도, 외래에서 잠깐 진료했던 선생님들도 선아의 모든 증상을 스트레스 탓으로 생각했던 것 같습니다. 선아의 사례로 정신적 트라우마를 겪은 북한이탈 어린이·청소년 환자가 두통·피로감·흉통·요통 등 흔히 스트레스와 밀접하게 관련된 것으로 생각되는 증상을 호소할 때에는 우선적으로 신체적 이상이 없는지 정밀 검사로 확인하는 과정이 꼭 필요하다는 사실을 새삼 확인하게 됐습니다. 대한민국 어린이라면 출생 후 예방접종, 감기 치료 등을 위해 수십 번씩 소아청소년과 전문의 진찰을 받는 과정에서 웬만한 질병은 찾아내기 마련입니다. 선아 나이의 환자에게서 선천성 질환을 처음 알게 되는 일은 매우 드뭅니다.

반면 북한이탈 어린이·청소년은 선아처럼 선천성 질병이 있을 경우라도 영유아기에 제대로 된 진단을 못 받은 채 우리 사회에 정착한 경우가 드물지 않을 수 있습니다. 따라서 북한이탈 어린이·청소년을 진료할 때는 이 점을 꼭 염두에 두고 한 번쯤은 나이에 맞는 정밀 검사를 받도록 하는 게 안정하다는 생각이 듭니다.

북한이탈 어린이들은 대한민국의 자녀이며 미래의 희망

진아, 선아의 사례에서 보듯 대한민국 땅에서 건강관리를 받는 북한이탈 어린이의 사연과 질병 양상은 다양합니다. 분명한 사실은 이 어린이들은 대한민국의 자녀이자 미래의 희망이기 때문에 최선의 의료 혜택을 받으며 성장하도록 해야 한다는 것입니다. 이는 1인당 국민소득 3만 달러를 넘보는 선진 대한민국이 제공해야 할 마땅한 의무입니다. 다행히 국립중앙의료원은 지난 2006년부터 북한이탈주민진료센터 및 상담실을 운영하면서 북한이탈 어린이 진료를 선도해 왔습니다. 다음 표에서 보듯, 북한이탈 어린이·청소년들이 이 병원을 찾았던 이유는 여러 가지 감염병 치료, 예방접종 등 등 또래의 아이들이 흔히 걸리는 질환 치료나 예방을 위해서였습니다.

북한이탈 어린이·청소년에게는 학교 정기검진뿐 아니라 질병 신호가 증상으로 나타날 때 거주지에서 가까운 병·의원을 손쉽게 찾을 수 있도록 하는 제도적 뒷받침이 필요합니다. 특히 이 아이들은 보호자가 대한민국 사회에 정착하느라 자녀를 세밀히 돌볼 여력이 없는 경우가 많습니다. 따라서 공공의료 사업의 일환으로 이 아이들이 질병 사각지대에 놓이지 않도록 선제적으로 건강관리를 해 줘야 합니다. 이는 따뜻한 선진 대한민국이 북한이탈 어린이·청소년들에게 제공해야 할 가장 우선적이며 필수적이고, 또 효율적인 복지 정책이라 할 수 있을 것입니다.

국립중앙의료원 소아청소년과 외래를 방문한 환자 수와 진단명(2006~2017. 9)

진단명	관련 환자 수
일상적 어린이 건강검사	27
진단명 없음	11
기타 명시된 단일 감염성 질환에 대한 예방접종의 필요	10
기침	10
달리 분류되지 않은 단신	9
상세불명의 급성 상기도 감염	9
결핵에 접촉 및 노출	8
상세불명의 급성 기관지염	8
기타 단일 세균성 질환에 대한 예방접종의 필요	8
기타 및 상세불명의 복통	7
상세불명의 폐렴	7
상세불명의 천식	6
급성인지 만성인지 명시되지 않은 기관지염(15세 이상)	6
인플루엔자 예방접종	6
변비	5
인플루엔자에 대한 예방접종의 필요	5
기타 감염성 질환의 병합에 대한 예방접종의 필요	5
상세불명의 신생아 황달	5
두통	5
상세불명의 열	5
황열병에 대한 예방접종의 필요	5
상세불명의 알레르기 비염	4
상세불명의 급성 인두염	4
급성 비인두염[감기]	4

상세불명의 흉통	4
잠복결핵	3
예방적 면역요법	3
의료증명서의 발급	3
바이러스성 간염에 대한 예방접종의 필요	3
부위가 명시되지 않은 요로 감염	3
상세불명의 철결핍성 빈혈	3
급성 위장염	3
천식	2
의심되는 결핵의 관찰	2
상세불명의 아토피 피부염	2
상세불명의 급성 세기관지염	2
권태감 및 피로감	2
유아성 지루피부염	2
상세불명의 비만	2
상세불명 병원체의 기타 폐렴	2
급성 통증	2
돌발 발진[제6병]	2
급성 폐쇄성 후두염	2
급성 기관지염	2
바이러스가 확인되지 않은, 기타 호흡기 증상을 동반한 인플루엔자	2
발진 및 기타 명시되지 않은 피부발진	2
상세불명 기원의 위장염 및 대장염	2
상세불명 기원의 위장염 및 결장염	2
상세불명의 급성 편도염	2
바이러스 간염에 대한 예방접종의 필요	2

구토를 동반한 구역	2
식도염을 동반하지 않은 위-식도 역류 질환	2
인플루엔자 바이러스가 확인된, 기타 호흡기 증상을 동반한 인플루엔자	2
알레르기성 비염	2
의료증명서 발급	2
급성 상기도 감염	2
인플루엔자	2
뇌하수체 기능저하	1
폐의 진단적 영상상 이상 소견	1
감기	1
상세불명의 만성 굴염	1
복합성 부분 발작을 동반한 국소관련성(초점성, 부분적) 증상성 간질 및 간질성 증후군	1
상세불명의 갑상샘 기능저하증	1
현미경적 혈뇨	1
상세불명의 방광염	1
비기질성 유분증	1
상세불명의 사춘기 장애	1
달리 분류되지 않은 백혈구의 이상증	1
튜버큘린 검사의 이상반응	1
상세불명의 다운 증후군	1
기타 명시된 단일 바이러스성 질환에 대한 예방접종의 필요	1
기타 임신 기간에 비해 체중 과다인 유아	1
급성 부비동염	1
기저귀[냅킨] 피부염	1
상세불명의 의심되는 질병 또는 병태의 관찰	1
기타 철결핍성 빈혈	1

달리 분류된 기타 만성질환에서의 빈혈	1
출혈 또는 천공이 없는 급성인지 만성인지 상세불명인 상세불명 부위의 소화성 궤양	1
폐렴마이코플라스마에 의한 급성 기관지염	1
세균학적으로나 조직학적으로 확인되지 않은 호흡기 결핵	1
코피	1
다낭성 난소 증후군	1
폐의 진단적 영상 검사의 이상 소견	1
홍조	1
뇌하수체 기능저하증	1
바이러스간염 보균자	1
만성 부비동염	1
단백질-에너지 영양실조로 인한 발육 지연	1
상세불명의 요실금	1
소화불량 NOS	1
합병증이 없는 볼거리	1
식도염을 동반한 위-식도역류병	1
디프테리아-파상풍-백일해[DTP]가 병합된 예방접종의 필요	1
로타바이러스 창자염	1
단신	1
머리에 국한된 부기, 종괴 및 덩이	1
예방접종, 로타장염	1
상세불명의 염색체 이상	1
기타 및 상세불명의 원인으로 인한 신생아 황달	1
폐렴사슬알균에 의한 패혈증	1
구안와사	1
상세불명의 중이염	1

급성 장액성 중이염, 양쪽	1
상세불명의 급성 편도염, 재발의 언급이 없는	1
상세불명의 낙상, 주거지	1
급성 편도염	1
목구멍의 통증	1
상세불명의 대발작(소발작 동반 혹은 동반하지 않은), 난치성 간질을 동반하지 않은	1
상세불명의 위염	1
상세불명의 알레르기성 비염	1
기타 전반적 발달장애	1
기타 명시된 예방적 조치	1
기타 조산아	1
기타 및 상세불명의 경련	1
상세불명의 지루피부염	1
상세불명의 심장 잡음	1
구토	1
기타 예방적 화학요법	1
HBV 보균자 산모의 아기	1
기타 명시된 비감염성 위장염 및 대장염(큰창자염)	1
BCG 예방접종	1
기타 명시된 질의 비염증성 장애	1
상세불명의 항문생식기 가려움	1
조기인지 만기인지 상세불명의 잠복매독	1
상세불명의 혈액 화학의 이상 소견	1
칸디다 입안염	1
상세불명의 황달	1
폐렴	1

기타 가슴통증	1
급성 위턱굴염	1
성홍열	1
현기 및 어지러움	1
급성 코인두염[감기]	1
회색질척수염후 골병증, 아래다리	1
기타 급성 위염	1
델타-병원체가 없는 만성 바이러스 B형 간염	1
소아기의 빠른 성장 시기에 대한 검사	1
상세불명의 기관지폐렴	1
소화불량	1
상세불명의 뇌성마비	1
가슴 및 늑골의 후천성 변형	1
일반적 의학검사	1
상세불명의 감염성 질환의 병합에 대한 예방접종의 필요	1
기타 및 상세불명 변비	1
광견병에 대한 예방접종의 필요	1
주로 성행위로 전파되는 감염의 보균자	1
신생아 결막염 및 눈물주머니염	1
상세불명의 복통	1
신생아 황달	1
급성 및 아급성 삼출성 중이염	1
아포크린 땀띠	1
트란스아미네이스 및 락트산 디하이드로지네이스 수치의 상승	1
아프타 구내염(주, 소)	1
목의 급성 림프절염	1

진단명	관련 환자 수
상세불명의 급성 굴염	1
무독성 곤충 및 기타 무독성 절지동물에 물림 또는 쏘임, 주거지	1
연소성특발성척주측만증, 흉요추부	1
하지의 변형	1
급성 알레르기성 결막염	1
헤르프 앙기나	1
구역 및 구토	1
기타 방광염	1
예방접종, 일본뇌염	1
상세불명의 염증성 간질환	1
예방접종, 폐구균	1
급성 세기관지염	1
달리 분류되지 않은 화학물질, 가스, 훈증기 및 물김에 의한 상기도 염증	1

국립중앙의료원 소아청소년과 외래를 방문한 환자 수와 진단명(2006~2017. 9)

진단명	관련 환자 수
일상적 어린이 건강검사	11
상세불명의 폐렴	7
상세불명의 열	5
상세불명의 급성 인두염	4
예방적 면역요법	4
상세불명의 급성 세기관지염	3
상세불명의 기관지폐렴	3
상세불명의 천식	2
기타 임신 기간에 비해 체중 과다인 유아	2
상세불명의 흉통	2

결핵에 접촉 및 노출	2
로타바이러스 창자염	2
구역 및 구토	2
성홍열	2
HBV 보균자 산모의 아기	2
진단명 없음	2
부위가 명시되지 않은 요로 감염	2
상세불명 기원의 위장염 및 결장염	2
상세불명 병원체의 기타 폐렴	2
뇌하수체 기능저하	1
급성 세기관지염	1
급성 폐쇄성 후두염	1
식도염을 동반하지 않은 위-식도 역류 질환	1
상세불명의 일과성 신생아 칼슘 및 마그네슘 대사 장애	1
장간막 림프절염	1
돌발 발진[제6병]	1
급성 인두염	1
두통	1
의심되는 결핵의 관찰	1
급성 장액성 중이염, 양쪽	1
폐의 진단적 영상상 이상 소견	1
모유 억제인자로 인한 신생아 황달	1
상세불명의 철결핍성 빈혈	1
발진을 동반한 엔테로바이러스 소수포 입안염	1
세균학적 또는 조직학적 확인의 언급이 없는 상세불명의 호흡기 결핵	1
복합성 부분 발작을 동반한 국소관련성(초점성, 부분적) 증상성 간질 및 간질성 증후군	1

연소성특발성척주측만증, 흉요추부	1
볼거리 이하선염	1
달리 분류되지 않은 단신	1
급성 코인두염[감기]	1
폐렴마이코플라스마에 의한 급성 기관지염	1
급성 편도염	1
헤르프 앙기나	1
상세불명 기원의 위장염 및 대장염	1
권태감 및 피로감	1
급성 구내염	1
기타 조산아	1
상세불명의 감염성 질환에 대한 예방접종의 필요	1
뇌하수체 기능저하증	1
상세불명의 급성 기관지염	1
세균학적 또는 조직학적 확인의 언급이 없는 폐결핵	1
기저귀[냅킨] 피부염	1
양막의 조기 파열에 의해 영향받은 태아 및 신생아	1
기타 명시된 비감염성 위장염 및 대장염(큰창자염)	1
다낭성 난소 증후군	1
상세불명의 급성 편도염	1
인플루엔자 바이러스가 확인된, 기타 호흡기 증상을 동반한 인플루엔자	1
상세불명의 급성 편도염, 재발의 언급이 없는	1
입안염의 기타 형태	1
기타 명시된 열	1
태변에 오염된 아기	1
상세불명의 뇌성마비	1

폐렴사슬알균에 의한 패혈증	1
상세불명의 신생아 황달	1
헤르페스바이러스 치은(잇몸)구내염 및 인두편도염	1
기타 및 상세불명의 경련	1
델타-병원체가 없는 만성 바이러스 B형 간염	1
상세불명의 의심되는 질병 또는 병태의 관찰	1

북한 어린이들에게 영양실조를 막을 수 있는 최소한의 적절한 영양을 북한정부가 공급할 수 있도록 국제사회가 노력해야 하고, 우리나라도 이에 동참해야 할 것이며, 예방접종사업 지원도 적극적으로 도와야 한다고 판단됩니다. 또한 가능하다면 무너진 북한의 공공보건의료 시스템을 꼭 필요한 정도까지는 재건할 수 있도록 국제사회와 한국이 지원을 하는 것이 중요하다고 생각합니다.

북한이탈 어린이·청소년을 위한 제언

국립중앙의료원 소아청소년과 과장 김재윤

북한은 1990년대 구소련을 포함한 많은 사회주의체제가 무너지면서 그 여파로 북한은 심한 경제난을 겪게 되었을 뿐만 아니라 대기근이 연속적으로 발생하여 주민들 상당수가 기본적인 생활을 영위할 수가 없었습니다.

그로 인하여 1998년 북한의 5세 미만 아동의 만성 영양실조 상태는 60%를 넘었고, 이 때문에 당시 국제사회의 인도적 지원이 폭넓게 이루어져서 2000년도 이후 아이들의 영양 상태가 좋아지긴 하였으나 2004년도에도 37%가 만성 영양실조를 보였습니다. 2012년도 조사에서도 아직 28%에 이른다고 보고되었습니다.

탈북 어린이와 청소년 건강상태를 상세하게 파악해야

앞서 언급한 대로 북한은 1990년대 후반 이후 잦은 가뭄과 홍수로 말미암아 심각한 식량문제가 발생하였고, 이로 인하여 식량 부족이 장기화되어 이 당시 영유아의 영양 결핍 상황은 매우 심각하였다고 합니다. 이때가 바로 우리가 많이 들어서 알고 있는 '고난의 행군' 시기로 북한의 의료체계도 같이 붕괴되어 예방접종을 받지 못한 아동이 50%를 넘었고 역시 만성 영양실조가 있는 어린이도 50% 이상이었습니다.

이와 같은 상황으로 북한은 2014년도 이후 영유아를 위한 국가영양전략사업을 시행하고 있으나 최근인 2016년도에도 UNICEF 지원 아래 만 5세 미만 북한 어린이 중 90%가 중증 급성 영양실조 치료 서비스를 받았습니다.

사실 어린이가 건강하게 잘 자라기 위해서는 당연히 태아일 때부터 엄마의 탯줄을 통해 영양분을 충분히 잘 공급받고, 출생 이후 적어도 2세까지는 적정한 영양 공급이 이루어져야 함은 주지의 진리입니다. 왜냐하면 이 연령 때에 심한 영양실조가 있는 아가들은 설사, 폐렴 등 심한 감염병 등을 쉽게 앓게 되고, 이로 인하여 결국 상당수의 아가들이 사망하기 때문입니다. 게다가 향후 아동 시기에는 인지기능과 정서 및 행동발달 저하가 나타날 수 있고, 성인이 되어서도 면역력 저하와 체력 저하 등을 보이거나 심지어는 인지적·정서적 발달 장애 등의 광범위한 기능적 장애를 나타낼 가능성이 높아 장기적으로 사회적 악영향을 일으킬 수 있어서 어린이와 청소년 그리고 어른이 되어서도 지속적인 건강상의 문제를 야기할 수 있습니다.

2017년 12월 말 통일부에서 제공한 입국 당시 연령별 소아청소년 탈북주민 수를 살펴보면 0~9세 남아 636명, 여아 626명으로 총 1,262명이었고, 10~19세는 남자 1,607명, 여자 1,969명으로 총 3,576명이었습니다. 의학적인 기준으로 만 18세까지 청소년으로 보통 간주하는데, 탈북주민 총인원인 31,062명 중 0~19세 연령이 4,838명으로 15.6%를 차지했음을 알 수 있었습니다.

이러한 소아청소년들이 북한에서 출생한 연도와 거주한 지역 및 기간, 제3국 장소와 생활 기간이 중요한 의학적 이유가 있습니다. 이는 탈북을 한 이후 한국에 정착했을 당시의 연령이 만 18세 이하였을 때 영양 공급을 어떤 방식으로 받았는지, 예방접종 및 질병에 대한 의료 서비스를 어떻게 받았는지를 어느 정도 확인할 수 있고 입국 시 건강 위험 상태를 좀 더 잘 파악할 수 있기 때문입니다.

이미 탈북 소아청소년이 약 5,000명에 달하지만 자세하게 연도별로 탈북 어린이와 청소년 건강상태에 대한 내용을 기록한 보고서는 찾을 수 없었습니다. 그런데 정확한 육체적 및 정신적 건강문제를 파악할 수는 없었으나 그동안 단편적으로 발표된 자료들을 살펴본 결과 남한 아동들보다 3백분위수 미만의 신장을 가진 어린이가 약

20~30%에 달하였고, 체중은 15~30%였으며, 2011년도에 발표한 한 논문에 의하면 임상검사 결과에서 빈혈이 1%, B형 간염 접종이 필요한 아동이 전체의 약 50%, B형 간염 보균자가 2%, 뇨잠혈을 포함한 신기능 이상이 7%, 결핵 치료 중인 아동도 2%였다고 합니다. 또 흉부사진 촬영에서 6%가 폐질환을 나타냈으며 외상 후 스트레스 장애나 불안장애로 추정되는 아동도 1% 있었다고 보고하였습니다.

공공보건의료 시스템에 대한 국제사회의 지원이 필요

지금까지 국내외에서 발표된 북한에 살고 있는, 혹은 탈북한 소아청소년 건강에 관한 자료들을 보면 크게 몇 가지로 요약해 볼 수 있습니다. 첫째, 20% 이상이 어릴 때 만성 영양실조를 경험을 했었다는 것. 둘째, 그로 인해 키와 몸무게가 3백분위수 미만인 경우가 역시 20%는 된다는 점. 셋째, 예방접종을 제대로 연령에 따라 맞지 못한 어린이가 많고 감염병 질환을 많이 앓고 있으며, 마지막으로 정신적인 건강문제도 상당수 갖고 있다는 것입니다.

따라서 이에 대한 대책이 시급합니다. 어려움이 많겠지만 북한 어린이들에게 영양실조를 막을 수 있는 최소한의 적절한 영양을 북한 정부가 공급할 수 있도록 국제사회가 노력해야 하고, 우리나라도 이에 동참해야 할 것이며, 예방접종사업 지원도 적극적으로 도와야 한다고 판단됩니다. 또한 가능하다면 무너진 북한의 공공보건의료 시스템을 꼭 필요한 정도까지는 재건할 수 있도록 국제사회와 한국이 지원을 하는 것이 중요하다고 생각합니다. 이렇게 함으로써 한국으로 오는 북한 소아청소년들의 기본적인 건강을 유지시킬 수 있을 가능성이 높아질 것이며 성인이 되어도 심각한 건강문제가 덜 발생할 것입니다.

하지만 이렇게 될 때까지는 상당한 시간이 필요할 것입니다. 그러므로 현실적으로는 한국에 도착하여 하나원에서 지낼 동안 적절한 건강검진 시스템을 연령에 맞추어 제공하고 따라잡기 예방접종을 맞춰 주어야 하며, 조기에 육체적·정신적 질환을 발견하여 적정한 치료를 해 줄 뿐만 아니라 성인이 될 때까지 장기적인 건강관리 시스템을 제공하는 것이 바람직하다고 생각됩니다.

5.

북한이탈주민의 건강한 삶

영양 관리 | 생활습관 관리 | 병·의원 이용법

북한이탈주민의 식생활 목표는 바람직한 식생활습관을 구축하고 당면한 건강, 영양 문제를 최소화시키며, 궁극적으로 건강증진과 개인의 삶의 질 향상에 있습니다. 북한에서 성장기와 청소년기를 영양결핍 상태로 보낸 탈북자들이 남한 거주 이후 영양 상태가 좋아지면서 급속히 체중 증가 및 서구형 질병 발생 위험이 커지고 라이프스타일에 큰 영향을 미치는 만성질환, 소위 생활습관병이 증가하면서 질병 부담이 커지고 있습니다.

북한이탈주민의 영양관리

국립중앙의료원 임상영양과 진소라

북한이탈주민의 식생활 목표는 바람직한 식생활습관을 구축하고 당면한 건강, 영양 문제를 최소화시키며, 궁극적으로 건강증진과 개인의 삶의 질 향상에 있습니다. 북한에서 성장기와 청소년기를 영양결핍 상태로 보낸 탈북자들이 남한 거주 이후 영양 상태가 좋아지면서 급속히 체중 증가 및 서구형 질병 발생 위험이 커지고 라이프스타일에 큰 영향을 미치는 만성질환, 소위 생활습관병이 증가하면서 질병 부담이 커지고 있습니다.

당뇨병, 고혈압, 비만 등의 만성질환은 영양과 생활의 중요한 결정요인으로 식습관 관리가 매우 중요합니다. 만성질환에 채식이 무조건 좋은 것은 아닙니다. 동물성 지방은 비만의 원인이라 대사증후군을 불러올 수 있지만, 그렇다고 고기를 제한하면 건강에 더 큰 문제가 생길 수 있습니다. 특정 음식을 줄이거나 제한하는 것보다 알맞은 열량을 영양소별로 골고루 섭취하는 것에 초점을 맞춰야 합니다. 그래야 혈당과 혈중지질농도, 그리고 혈압이 정상 수준으로 유지될 수 있습니다.

매일 규칙적으로 먹습니다

하루 필요 식사량을 3끼에 비슷하게 배분하여 매일 비슷한 시간에 먹는 것이 가장 좋습니다. 식사 간격은 보통 4~5시간 정도가 적당하고, 식사는 20분 이상 천천히 섭취하도록 합니다. 아침식사를 거르지 않는 것은 건강한 식습관의 기본입니다. 아침식사를 거르게 되면 저혈당의 위험이 높아지고 간식을 많이 먹거나 점심에 과식을 할 확률이 높아집니다. 식사 시간이 불규칙하면 과식이나 폭식으로 이어지기 쉽고, 살이 찌기 쉽습니다. 식사 속도가 빠르면 포만감을 느끼기 전에 과식을 하게 됩니다. 음식을 먹은 후 포만감을 느끼는 데 최소 20분이 걸리므로 다른 사람과 대화하며 꼭꼭 씹어서 천천히 먹도록 합니다.

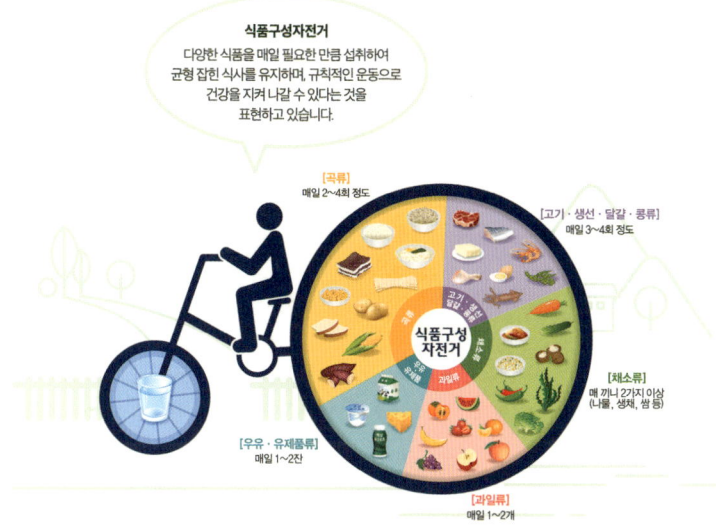

보건복지부·한국영양학회 2015 한국인 영양 섭취 기준

국민 공통 식생활 지침

1. 쌀·잡곡, 채소, 과일, 우유·유제품, 육류, 생선, 달걀, 콩류 등 다양한 식품을 섭취하자
2. 아침밥을 꼭 먹자
3. 과식을 피하고 활동량을 늘리자
4. 덜 짜게, 덜 달게, 덜 기름지게 먹자
5. 단 음료 대신 물을 충분히 마시자
6. 술자리를 피하자
7. 음식은 위생적으로, 필요한 만큼만 마련하자
8. 우리 식재료를 활용한 식생활을 즐기자
9. 가족과 함께하는 식사 횟수를 늘리자

〈보건복지부, 국민 공통 식생활 지침 2016〉

매일 다양한 식품을 골고루 먹습니다

우리 몸은 생명 유지와 활동을 위해 열량과 다양한 영양소의 공급이 필요합니다.

필요한 열량과 영양소가 모두 들어 있는 단일 식품은 없기 때문에 매일 다양한 식품을 골고루 먹어야 합니다. 사람은 먹은 음식물 중에 들어 있는 영양 성분을 에너지로 이용하기도 하고 조직을 만들기도 하고 재생하면서 생명을 유지해 갑니다.

이러한 영양 성분으로 탄수화물, 단백질, 지방 등이 있습니다.

탄수화물은 가장 손쉽게 이용할 수 있는 에너지원이며 생명유지와 활동에 필요한 주요 열량원으로 혈액 중에 포도당의 형태로 흡수되고 이용됩니다. 밥, 국수, 빵, 감자, 고구마, 과일, 우유와 같은 음식에

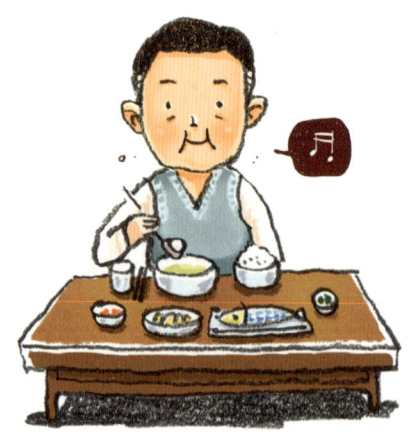

주로 들어 있습니다.

　단백질은 우리 몸의 각 세포, 근유, 피부를 재생시키고 몸의 조직을 만들거나 수리, 보수하는 역할을 합니다. 고기, 생선, 오징어, 계란, 두부, 콩 등에 주로 들어 있습니다.

　지방은 우리 몸의 열량 창고이며 주요 성분이고 에너지 저장고입니다. 기름, 잣, 호두, 땅콩, 버터, 마가린, 마요네즈, 육류의 기름 등에 들어 있습니다.

　신체의 여러 기능을 조절하고 조직을 구성하는 비타민과 무기질은 채소와 과일로, 그리고 부족하기 쉬운 영양소인 칼슘은 우유로 섭취합니다.

　하루 식사를 계획할 때 곡류군에 해당하는 밥, 국수, 빵 등을 주식으로 하고, 고기, 생선, 콩, 계란, 두부 등 어육류군과 콩나물, 시금치, 양파, 상추, 오이 등 채소군은 부식으로 정합니다. 부식에는 국류와 반찬류가 포함되도록 합니다.

　지방군은 조리할 때 사용하는 것으로 따로 섭취하지 않도록 합니다. 우유와 과일은 간식으로 주로 섭취합니다.

　건강한 밥상은 탄수화물, 단백질, 지방, 비타민, 식이섬유소 등의 필수 영양소를 골고루 섭취할 수 있도록 다양한 식품으로 구성한 밥상이어야 합니다.

탄수화물을 적절히 섭취합니다

탄수화물을 과다하게 섭취하게 되면 체내 중성지방 축적을 높여줍니다. 이렇게 축적된 체내 지방질은 비만과 동맥경화 등의 질병을 초래하기 때문에 탄수화물의 섭취는 적당히 해야 합니다. 탄수화물은 총 칼로리의 60%가 적절하며 혈당지수가 높은 식품은 제한하고 혈당지수가 낮은 식품으로 섭취하여야 합니다. 혈당지수가 높은 쌀밥, 라면, 우동, 칼국수, 식빵보다는 혈당지수가 낮은 현미 등 잡곡밥을 섭취하는 것이 좋습니다.

단 음식을 적게 섭취합니다

단순당질로 된 식품 즉 설탕, 물엿, 시럽, 사탕 및 당질을 함유하고 있는 음료수도 가급적 제한합니다. 가능하면 요리할 때 설탕이나 조청을 소량 사용하거나 저열량 감미료를 사용합니다. 과일을 설탕이나 꿀에 절인 모과차, 유자차, 과일주스, 청량음료는 단순당이 많이 함유되어 있고 열량이 있으므로 섭취를 줄이도록 합니다. 녹차, 생수, 보리차, 둥글레차 등은 포만감을 느끼게 해 주고 열량은 거의 없으므로 자유롭게 마실 수 있습니다.

기름이 많은 음식은 삼갑니다

지방질의 섭취가 증가하면 비만과 대사증후군의 발생이 많아집니다. 지방질은 칼로리가 높은 반면 포만감이 적어 더욱 많은 칼로리 섭취를 조장합니다. 따라서 총 칼로리 섭취의 30% 이내에서 하는 것이 중요합니다. 저지방 식사를 하면 인슐린 저항성이 개선된다는 연구 결과가 많이 나와 식사에서 지방의 양을 줄이는 것은 대사증후군의 식이 섭취에 매우 중요한 부분입니다.

튀김, 갈비나 삼겹살, 드레싱류 등 기름이 많은 음식은 불필요한 체지방을 늘리고 대사기능을 저하시켜 비만을 유발하는데, 적절한 체중을 유지할 때 인슐린이 정상적으로 생성, 분비되어 당뇨의 위험을 낮출 수 있습니다.

치킨, 감자튀김, 라면, 피자, 햄버거 등의 가공식품 및 인스턴트식품은 고지방 식품으로 섭취 횟수를 줄입니다. 혈중 콜레스테롤을 적정 수준으로 유지하기 위해서는 기름진 음식을 피하고 채소류 및 해조류 등 섬유소가 많은 식품을 충분히 섭취하는 것이 좋습니다.

염분을 적게 사용하는 조리법을 선택합니다

짜게 먹는 습관은 혈압을 높여 심뇌혈관 질환의 발생과 악화를 가져올 수 있습니다. 조리 시 소금, 간장, 된장, 고추장 등 양념류의 사용을 줄입니다.

▶ **염분 섭취를 줄이는 방법**
- 조리할 때 소금, 간장, 된장, 고추장 등을 허용량만큼만 사용한다.
- 식사 시에 소금을 더 넣지 않는다.
- 짜게 조미된 김치, 장아찌, 젓갈, 가공된 소시지 및 햄, 런천미트, 치즈, 생선 통조림 등의 섭취를 피하도록 한다.
- 음식 조리 시 화학조미료는 사용하지 않는다.
- 생선을 조리할 때는 소금을 뿌리지 말고 굽는다.
- 물미역, 파래 등은 조리 시 소금기를 미지근한 물에서 충분히 빼도록 한다.
- 김에는 소금을 뿌리지 말고 들기름이나 참기름을 발라 굽는다.
- 찌개류나 국의 짠 국물은 먹지 않도록 하고 조리 시에도 싱겁게 간을 맞춘다.

▶ **염분이 다량 함유되어 있어 염분 제한 시 가급적 피해야 할 식품**
- 김치류, 젓갈류, 장아찌 등의 염장식품
- 화학조미료, 베이킹파우더가 많이 들어간 음식

- 치즈, 베이컨, 햄, 통조림 등의 가공식품
- 인스턴트식품

▶ **염분은 적게, 음식은 맛있게 조리하는 요령**
- 허용된 양념(후춧가루, 마늘, 생강, 양파, 겨자, 고춧가루, 고추냉이)을 사용하여 싱거운 맛에 변화를 주도록 한다.
- 신맛(식초, 레몬즙)을 적절하게 이용하여 소금을 넣지 않아도 먹을 수 있도록 조리한다.
- 식물성 기름(참기름, 식용유 등)을 사용하여 튀기거나 볶아서 고소한 맛과 열량을 증진시키도록 한다.
- 식사 바로 전에 간을 하여 짠맛을 더 느낄 수 있도록 한다.

식이섬유소가 풍부한 식품을 활용합니다

식이섬유소는 혈당과 혈중지방의 농도를 낮추어 혈당 조절에 도움을 줍니다. 또한 식이섬유소는 식후 포만감을 주고 변비를 예방하는 효과가 있습니다. 잡곡류, 채소류, 해조류 등과 같이 식이섬유소가 풍부한 식품을 조리에 활용합니다.

신선한 자연식품을 선택합니다

가공식품의 사용을 줄이고 신선한 자연식품을 다양하게 선택하여 조리에 활용하도록 합니다.

외식 횟수를 줄이고 외식 시 과식을 피합니다

외식 메뉴로는 곡류, 어육류, 채소류가 골고루 배합된 음식을 선택합니다. 외식은 고칼로리 음식이 많으며, 영양적으로 불균형하고, 소금을 과잉 섭취할 수 있으므로 주의해야 합니다. 외식 시간은 1시간 이내로 하고 열량이 높은 술은 되도록 자제하도록 합니다. 그리고 음식 주문 시에는 싱겁게 해 달라고 요청합니다.

▶ **올바른 외식 방법**
- 가능한 외식 횟수를 줄입니다.
- 다양한 영양소가 골고루 포함된 메뉴를 선택합니다.
- 천천히 먹는 습관을 가집니다.
- 과식은 피하고 정해진 한 끼 식사량만큼 섭취합니다.
- 기름을 많이 사용한 음식은 자주 먹지 않습니다.
- 가공식품이나 패스트푸드를 자주 먹지 않습니다.

- 채소 반찬을 많이 먹습니다.
- 너무 달거나 짠 음식, 자극적인 음식은 제한합니다.
- 술은 하루 한 잔 이상 마시지 않습니다. 알코올(술) 섭취는 주 1회 이하, 남자 1회 2잔 이하, 여자는 1회 1잔 이하가 권장됩니다(소주 1~2잔, 맥주 1~2컵 정도: 150~200kcal 이내).

열량 조절을 위한 식품 선택

자유롭게 드세요	허용양만큼만 드세요	되도록 피하세요
[음료수류] 보리차, 둥굴레차, 녹차, 홍차, 기타 맑은 차류 [채소류] 오이, 배추, 양배추, 상추, 샐러리, 치커리, 당근 등 [버섯류] 표고버섯, 양송이버섯, 느타리버섯, 팽이버섯 [해조류] 김, 미역, 다시마, 우무, 한천	[음료수류] 라이트콜라, 라이트사이다, 이온음료, 무가당주스 [과일류] 사과, 귤, 자몽, 토마토, 오렌지, 바나나 등 [어육류] 기름기를 제거한 쇠고기, 돼지고기(살코기), 껍질과 기름을 제거한 닭고기, 생선(동태, 조기, 갈치, 고등어, 꽁치 등) [곡류] 잡곡밥, 보리빵, 국수, 감자, 도토리묵 등 [유제품] 흰우유, 두유, 무가당요거트 [견과류] 땅콩, 호두, 잣, 아몬드	[당류] 설탕, 사탕, 꿀, 잼, 엿, 젤리 [주류] 맥주, 포도주, 소주 [음료수류] 초코우유, 가당요구르트, 콜라, 사이다 [기름기 많은 육류] 소갈비, 돼지갈비, 삼겹살, 프라이드치킨, 베이컨, 햄, 소시지 [유지류] 돼지기름, 버터, 쇼트닝 [가공식품류] 라면, 포테이토칩, 초콜릿, 도넛, 케이크, 과일 통조림

대사증후군 관리를 위한 생활습관 개선 목표

항목	세부 내용
담배	금연
체중	이상체중 유지 및 중심비만 예방 체질량지수 20-25kg/m2 허리둘레 남자〈90cm, 여자〈85cm
지방 섭취량	전체 열량의 30% 이하
포화지방산 섭취	전체 지방 섭취량의 10% 이하
콜레스테롤 섭취	300mg/day
단가불포화 지방산	섭취 권장
신선과일, 채소 섭취	하루 5회 이상 섭취
생선, 오메가-3	일주일에 2회 이상 섭취
알코올 섭취	남자〈21단위/주, 여자〈14단위/주 단위: 주류의 양 x 알코올 함량비율(%) 예) 4% 맥주 500cc 섭취 4 x 0.5 = 2단위
염분 섭취	소금 하루 6g 이하, 나트륨〈2.4g/day
유산소 운동	매일 30분 이상 (수영, 빠르게 걷기)

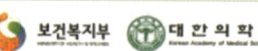

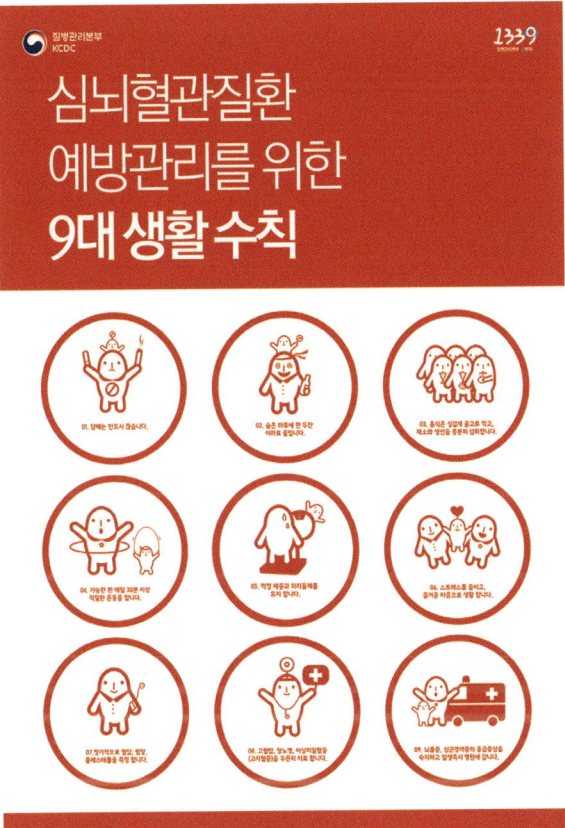

참고 문헌

- 보건복지부.『국민 공통 식생활 지침』. 2016.
- 질병관리본부.『심뇌혈관 질환 예방관리』. 2017.
- 국가건강정보포털 의학정보.「대사증후군 관리를 위한 생활습관 개선 목표」.
- 『보건복지가족부 지정 2형 당뇨병 임상연구센터 교육자를 위한 당뇨 교육 지침서』.
- 보건복지부·한국영양학회.『2015 한국인 영양소 섭취기준』.

북한이탈주민은 앞서 언급한 대로 탈북 과정에서 겪은 육체적·정신적 고통으로 인해 건강 상태가 악화되어 있는 경우가 많습니다. 그리고 남한으로 온 이후 정착하는 과정에서도 여러 가지 여건상 제대로 된 건강관리를 하지 못하게 되는 경우가 발생합니다. 이 장에서는 북한이탈주민이 신경 써야 할 생활 습관에 대해서 알아보고자 합니다.

북한이탈주민의 생활습관 관리

국립중앙의료원 가정의학과 과장 김민정
국립중앙의료원 가정의학과 전문의 김석중

 북한이탈주민은 앞서 언급한 대로 탈북 과정에서 겪은 육체적·정신적 고통으로 인해 건강 상태가 악화되어 있는 경우가 많습니다. 그리고 남한으로 온 이후 정착하는 과정에서도 여러 가지 여건상 제대로 된 건강관리를 하지 못하게 되는 경우가 발생합니다.

 이 장에서는 북한이탈주민이 신경 써야 할 생활습관에 대해서 알아보고자 합니다. 그러나 언급되는 생활습관 관리는 비단 북한이탈주민에만 해당되는 것이 아니라 일반적으로 우리가 건강한 삶을 유지하기 위해 지켜야 하는 사항인 경우라고 할 수 있겠습니다.

1. 흡연

먼저 흡연에 대해 알아보겠습니다. 흡연은 백해무익이라는 말처럼 우리 몸에 매우 해롭습니다. 면역력이 약해진 북한이탈주민이라면 더욱더 흡연을 삼가고, 금연을 해야 할 것입니다. 담배 연기는 400여 종의 독성물질, 60여 종의 발암물질을 포함하고 있습니다. 담배는 모든 암의 32%의 원인이고, 관상동맥질환의 주요 위험인자로서 동맥경화를 유발하며, 만성폐쇄성폐질환(COPD) 사망 원인의 80%를 차지합니다. 흡연은 65세 이전 사망의 45%의 원인이 되고, 흡연자는 사망률이 70% 높으며 평균 수명이 평균 12년(7~24년) 짧습니다. 그 외에 소화성 궤양, 골다공증, 피부 주름, 산과적 문제(태아 성장장애, 자연유산, 조산 등)들을 일으키고, 간접흡연으로도 암, 심혈관질환, 소아 호흡기질환 등이 생길 수 있습니다.

상당수의 흡연자가 금연을 원하고 시도하지만 혼자 금연을 시도하여 성공하는 경우는 3~7%에 불과합니다. 그러나 금연 치료를 통하여 성공률을 10배 정도 증가시킬 수 있습니다. 금연에 실패하는 가장 중요한 이유는 니코틴의 중독성 때문으로, 니코틴 의존 척도(Fagerstrom)를 이용하여 평가하고 의존도가 높을수록 본인 의지만으로 금연하기 힘들 수 있습니다.

금연 치료에는 상담과 약물요법이 있으며, 흡연자 상황에 따라 개별화된 치료가 필요합니다. 의사에 의한 간단한 금연 상담만으로도

니코틴 의존 척도(Fagerstrom)

구분	대답	점수
1. 아침에 일어나서 얼마 만에 첫 담배를 피우십니까?	5분 이내 6~30분 31~60분 60분 이후	3 2 1 0
2. 금연구역, 예를 들면 교회, 극장, 도서관 등에서 흡연을 참기가 어렵습니까?	예 아니오	1 0
3. 하루 중 어떤 때 가장 담배 맛이 좋습니까?	아침 첫 담배 다른 때 피우는 담배	1 0
4. 하루에 몇 개비나 피우십니까?	10개비 이하 11~20개비 21~30개비 31개비 이상	0 1 2 3
5. 아침에 일어나서 첫 몇 시간 동안 하루 다른 시간보다 더 자주 담배를 피우십니까?	예 아니오	1 0
6. 하루 중 대부분을 누워 지낼 만큼 몹시 아프다면 담배를 피우시겠습니까?	예 아니오	1 0
0~3점 이하: 낮은 의존	4~6점: 중등도 의존	7점 이상: 높은 의존

금연 성공률을 30% 정도 높일 수 있고, 금연에 효과가 입증된 약물에는 바레니클린(varenicline, Champix), 니코틴 대체요법(패치, 껌, 로젠지 등), 부프로피온(bupropion, Welbutrin)이 있습니다. 금연 치료를 원할 경우 가정의학과, 정신건강의학과 등의 진료를 받으시면 됩니다.

2. 음주

음주는 과할 경우 만성 피로, 불안, 우울, 수면 장애 등을 야기할 수 있습니다. 탈북 과정에서 겪은 트라우마로 인해 정신적 스트레스로 고통받고 있는 북한이탈주민의 경우 음주는 더욱 각별히 주의해야 하는 부분입니다. 스트레스를 해소하기 위해 시작한 음주로 인해 오히려 불안, 우울 등의 감정이 악화될 수 있기 때문입니다.

한국에서 알코올 사용 장애의 평생 유병률은 13.3%로 음주 문제는 매우 흔합니다.

동일한 음주량에도 혈중 알코올 농도는 상황이나 개인에 따라 다르지만, 음주량을 평가할 때 '표준 1잔'은 양주잔으로 양주 1잔, 와인 잔으로 와인 1잔, 막걸리는 1사발이고, 맥주는 캔맥주 1캔 또는 작은 병맥주 1병이며, 생맥주는 500cc입니다. 소주는 1/4병이 해당됩니다(20% 소주는 약 90cc).

미국에서 권고된 적정 음주(moderate drinking) 기준은 주당 평균 음주량이 성인 남성에서 14잔 이하(성인 여성과 65세 이상 남성은 7잔 이하)이고, 1회 최대 음주량이 4잔 이하(성인 여성과 65세 이상 남성은 3잔 이하)입니다. 노인 여성의 적정 음주 기준은 일주일에 3잔 이하입니다(한국인은 서구인에 비해 주당 평균 음주량 기준을 더 낮추어야 한다는 지적도 있음). 이 기준을 초과할 경우 '위험 음주(at-risk drinking)'가 됩니다.

적절한 음주는 심혈관계 질환 발생을 감소시키는 등 건강 증진에 도움이 될 수도 있으나, 위험 음주는 간질환(지방간, 알코올성 간염, 간경화 등), 위장병(위장염, 소화성 궤양, 췌장염 등), 심혈관계질환(고혈압, 관상동맥질환, 부정맥, 허혈성 뇌졸중 등), 신경질환(두통, 치매, 말초신경염 등), 간/췌장/식도/두경부암 발생을 증가시킵니다. 또한 만성 피로, 업무 수행 능력 감소, 성기능 저하, 불안, 우울, 수면장애 등을 일으키며, 각종 사고 및 폭력의 원인이 됩니다.

이러한 음주문제를 선별하는 설문지로는 CAGE(Cut down, Annoyed, Guilty, Eye opener), AUDIT(Alcohol Use Disorders Identification Test) 등이 있습니다.

음주문제의 치료에는 상담 및 심리치료, 금단증상 치료, 음주 충동 강화를 차단하는 항갈망제 치료 등이 있습니다. 이런 치료가 필요할 경우 정신건강의학과 진료를 받으시면 됩니다.

CAGE 질문

1. 술을 끊거나 줄여서 마셔야겠다고 느낀 적이 있습니까? (Cut down)
2. 다른 사람으로부터 자신의 음주에 대해 비난을 받은 적이 있습니까? (Annoyed)
3. 자신의 음주에 대해 죄책감을 느낀 적이 있습니까? (Guilty)
4. 아침에 숙취로 인해 해장술을 마신 적이 있습니까? (Eye-opener)

*2가지 이상 항목이 해당된다면 알코올 남용 의심

AUDIT 설문지

문항		점수				
		0	1	2	3	4
1. 술을 마시는 횟수는 어느 정도입니까?		전혀 안 마신다	한 달에 1회 이하	한 달에 2~4회	일주일에 2~3회	일주일에 4회 이상
2. 술을 마시는 날은 보통 어느 정도를 마십니까?	소주	반병 이하	1병 이하	1.5병 정도	2병 정도	2.5병 이상
	기타 술 (표준 잔 수*)	1~2잔	3~4잔	5~6잔	7~9잔	10잔 이상
3. 한 번의 술좌석에서 소주 1병을 초과해서 마시는 횟수는 어느 정도입니까? (기타 술은 표준 5잔 이상*)		전혀 없다	한 달에 1회 미만	한 달에 1회 정도	일주일에 1회 정도	거의 매일
4. 지난 1년간 일단 술을 마시기 시작하여 자제가 안 된 적이 있습니까?		전혀 없다	한 달에 1회 미만	한 달에 1회 정도	일주일에 1회 정도	거의 매일
5. 지난 1년간 음주 때문에 일상생활에 지장을 받은 적이 있습니까?		전혀 없다	한 달에 1회 미만	한 달에 1회 정도	일주일에 1회 정도	거의 매일
6. 지난 1년간 과음 후 다음 날 아침 정신을 차리기 위해 해장술을 마신 적이 있습니까?		전혀 없다	한 달에 1회 미만	한 달에 1회 정도	일주일에 1회 정도	거의 매일
7. 지난 1년간 음주 후 술을 마신 것에 대해 후회한 적이 있습니까?		전혀 없다	한 달에 1회 미만	한 달에 1회 정도	일주일에 1회 정도	거의 매일
8. 지난 1년간 술이 깬 후에 취중의 일을 기억할 수 없었던 적이 있습니까?		전혀 없다	한 달에 1회 미만	한 달에 1회 정도	일주일에 1회 정도	거의 매일
9. 당신의 음주로 인해 본인이 다치거나 또는 가족이나 타인이 다친 적이 있습니까?		전혀 없다	과거에 있었지만 지난 1년 동안에는 없다 (2점)		지난 1년 동안에 그런 적이 있다 (4점)	

10. 가족이나 의사가 당신의 음주에 대해 걱정을 하거나 또는 술을 끊거나 줄이라는 권고를 한 적이 있습니까?	전혀 없다	과거에 있었지만 지난 1년 동안에는 없다(2점)	지난 1년 동안에 그런 적이 있다 (4점)

*표준 1잔: 양주잔으로 양주 1잔, 와인잔으로 와인 1잔, 막걸리 1사발, 맥주는 캔맥주 1캔 또는 작은 병맥주 1병, 생맥주는 500cc, 소주는 1/4병

성인 남성에서 8점 이상(여성은 4점 이상)일 때 '위험 음주' 의심

3. 신체활동

신체활동은 각종 질환을 예방하는 효과가 있습니다. 신체적인 건강뿐만 아니라 우울이나 불안, 스트레스 등의 정신건강에도 긍정적인 영향을 미칠 수 있기 때문에 북한이탈주민에게 꾸준한 운동을 할 것을 권해 드립니다.

신체활동 및 운동에 대한 건강 이득은 다방면에 걸쳐 입증되었습니다. 사망률을 감소시키고, 각종 암(대장암, 유방암, 자궁내막암, 전립샘암)과 심뇌혈관 질환을 예방하며, 대사에 좋은 영향을 미치고(비만과 대사증후군 개선), 근골격계 질환에 효과가 있고(골다공증 예방, 골절 감소, 관절염 환자 기능 향상, 통증 감소), 정신건강(우울증, 불안, 스트레스, 수면, 치매 등)에 유익합니다.

운동은 심폐 및 근골격계에 부담을 주기 때문에 위험성도 내포하

고 있으나, 준비 운동이나 무리하지 않는 운동 등으로 예방이 가능하고, 자신의 체력에 맞게 운동하면서 기후나 환경에 적절히 대처하면 큰 문제는 없습니다.

유산소 운동(걷기, 달리기, 자전거, 줄넘기, 수영 등)은 심폐 기능을 향상시키는 데 도움을 주고, 무산소 운동(아령, 역기, 철봉, 팔굽혀펴기, 윗몸일으키기, 무릎 굽혔다 펴기 등)은 근육의 크기와 힘을 향상시키는 효과가 있습니다. 낙상 예방을 위한 신체활동에는 한 발로 서기, 한 발로 서서 상체 움직이기, 뒤꿈치로 서기, 눈 감고 서기 등이 있습니다.

▶ 신체활동 지침

1. 가급적 많이 움직입시다.
2. 중등도(평소보다 조금 더 숨이 차는 정도) 유산소 신체활동을 1주일에 150분 이상 실천합시다. 또는 격렬한(평소보다 훨씬 더 숨이 차는 정도) 유산소 신체활동을 1주일에 75분 이상 실천하거나, 중등도와 격렬한 활동을 합하여 해당 시간만큼 실천합시다. 한 번에 10분 이상씩 나누어 실천해도 되며, 가급적 3일 이상 여러 날에 나누어 실천합시다.
3. 근력 운동을 1주일에 2일 이상 실천합시다.
4. 65세 이상이면 다음과 같이 신체활동을 합시다.
    1) 가능하면 전술한 성인 신체활동(1~3번)을 실천합시다.

2) 균형감각 향상과 낙상 예방을 위한 신체활동을 일주일에 3회 이상 시행합시다.

3) 자신의 체력과 상황에 맞게 시행합시다.

5. 아래 7가지 질문에 '예'라는 응답이 하나라도 있다면 일단 진료를 받아 안전을 확인한 후 격렬한 신체활동을 시작하시기 바랍니다.(PAR-Q)

1) 의사로부터 심장질환이 있다고 들은 적이 있습니까?

2) 자주 가슴에 통증을 느낍니까?

3) 현기증을 느끼거나 심하게 어지러운 적이 있습니까?

4) 의사로부터 혈압이 높다고 들은 적이 있습니까?

5) 운동하면 심해지는 관절이나 뼈 질환이 있다고 의사로부터 들은 적이 있습니까?

6) 위에 언급되지는 않았지만 운동하고 싶어도 못하는 다른 신체적 문제가 있습니까?

7) 65세 이상이고 심한 운동을 해 본 적이 없습니까?

6. 운동 전후에 준비 운동과 정리 운동을 시행합시다.

7. 만성질환을 가진 분들은 신체활동을 위와 같이 하되 다음을 염두에 둡니다.

1) 규칙적인 신체활동이 건강 유지와 심뇌혈관질환 합병증 예방에 매우 중요합니다.

2) 담당 주치의와 상의하여, 자신의 체력에 맞게 안전하게 운

동을 해야 합니다.

운동을 처음 시작하실 경우 복용 중인 약이 있다면 진료받고 있는 의사와 상의하시고, 일반적으로는 가정의학과, 내과, 정형외과 등에서 상의하시면 됩니다.

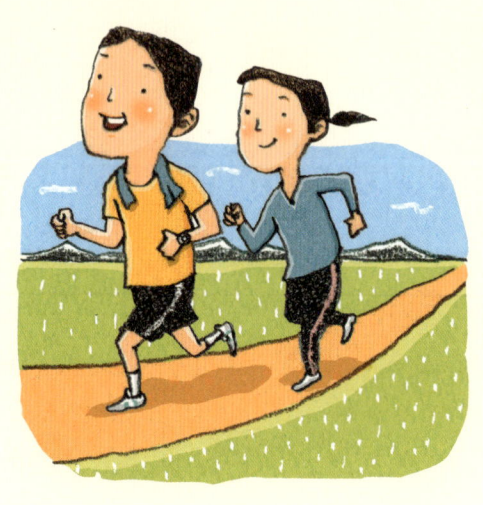

4. 비만

비만은 체지방의 과도한 증가로 인하여 대사이상이 유발된 상태를 말하고, 따라서 단지 체중이 많이 나간다는 것만으로는 비만을 올바로 진단할 수 없습니다. 비만은 당뇨병, 고혈압, 이상지질혈증, 심혈관질환, 뇌졸중, 수면 무호흡증, 근골격계질환(요통, 골관절염, 통풍), 각종 암 등의 주요 위험 요인입니다.

비만도를 평가하는 방법 중 체질량지수(BMI, body mass index)는 키와 체중을 이용하여 비만 정도를 평가하는 방법으로, kg 단위로 측정한 체중을 m 단위로 측정한 키의 제곱으로 나누어 준 값입니다. 한국인의 경우 18.5 미만은 저체중, 18.5~22.9는 정상, 23.0~24.9는 과체중, 25.0~29.9이면 비만, 30.0 이상이면 고도 비만입니다(예: 신장 170cm, 체중 70kg일 경우 BMI=70/(1.7×1.7)=약 24.2 → 과체중). 키가 작거나 근육이 많은 사람은 비만하지 않더라도 체질량지수가 높게 나온다는 단점이 있습니다.

허리둘레는 똑바로 선 자세에서 갈비뼈 맨 아래와 골반뼈 맨 위의 중간 부위를 잰 것입니다. 허리둘레는 복부비만 정도를 잘 반영하는데, 복부비만이 있을 경우 고혈압, 당뇨병, 이상지질혈증 등이 생길 확률이 높아집니다. 한국 남성에서는 90cm, 한국 여성에서는 85cm 이상일 경우 각종 만성질환의 위험이 높은 것으로 알려져 있습니다.

전기저항 체지방 측정(BIA, bioelectric impedance analysis)은 병원이나 스포츠센터 등에 비치된 측정기를 이용하는데, 체지방량과 제지방량을 간단하고 안전하게 측정할 수 있으나, 부종이나 전해질 불균형이 있거나 기기에 따라 신뢰도가 떨어지는 단점이 있습니다.

비만 치료에는 비약물요법(식사요법, 운동요법, 행동수정요법), 약물요법, 수술요법이 있습니다.

▶ 식사요법
- 체중 감량을 위해서는 섭취 열량을 제한해야 하고, 그 정도는 개인 상태에 따라 개별화해야 합니다.
- 지방은 총 열량의 25% 이내로 섭취하고, 포화지방과 트랜스지방 섭취는 최소화합니다.
- 탄수화물 섭취는 총 열량의 50~60% 정도로 권고합니다.
- 체중 1kg당 1.0~1.5g의 단백질 섭취가 권장됩니다.
- 음주 빈도와 음주량을 제한하고, 1회 섭취량이 1~2잔을 넘지 않도록 합니다.

쉽게 정리하면, 비만 치료의 기본은 적게 먹는 것으로, 탄수화물과 지방질을 줄이고, 살코기/생선/두부 같은 단백질과 채소/과일 등의 자연 섬유질 섭취를 늘리는 것입니다.

▶ 운동요법
- 규칙적인 운동은 체지방 감소에 도움이 됩니다.
- 복용약, 과거력 등에 따라 운동 전 건강검사가 필요할 수 있습니다.
- 중간 강도로, 30분 이상 지속하고, 최소 주 3회 이상 하도록 합니다.

> 주로 걷기, 자전거, 수영 등의 저충격 유산소 운동이 권장되고, 운동 시간/강도/빈도는 가볍게 시작하여 점차 늘려 가도록 합니다.

비만에 사용되는 약물에는 orlistat, lorcaserin, naltrexone/bupropion, phentermine/topiramate 등이 있으며 의사의 처방이 필요한 약들입니다. 수술요법은 주로 고도 비만이나 비만 합병증이 있을 경우 고려하게 됩니다. 이런 치료 방법은 비만 정도, 복용약 및 동반 질환, 과거력 등에 대한 면밀한 검토와 적절한 추적 관리가 필요하니, 의료기관을 방문하여 진료 상담을 받으시기 바랍니다.

참고 문헌
- 『가정의학』(개정4판). 대한가정의학회. 2013.
- 이상봉. 『SMART 일차 진료 매뉴얼』(성인편). 바른의학연구소. 2014.
- 서울대학교병원 가정의학과 환자 교육 자료.

북한이탈주민의 고충과 애환을 덜고자 국립중앙의료원은 국내에서 처음으로 통일운동 시민단체인 (사)새조위(새롭고 하나 된 조국을 위한 모임)와 함께 2006년 5월 2일 '북한이탈주민 진료센터'를 개소하였습니다. 센터에 상주하고 있는 전문 상담사도 같은 북한이탈주민으로서 접수부터 수납까지의 모든 과정을 안내하고 의료진과 이어 주는 역할을 합니다.

북한이탈주민의 병·의원 이용법

국립중앙의료원 정신건강의학과 과장 이소희
국립중앙의료원 공공의료사업팀 지소영

북한이탈주민들이 남한에 정착해서 가장 먼저 받고 싶어 하는 지원은 무엇일까요? 바로 '의료 지원(39.0%)'이었습니다. 그다음으로 경제적 지원(37.8%), 취업 지원(34.5%), 교육 지원(33.5%) 등이 뒤를 이었습니다. 북한이탈주민은 남한에 오면 '다 잘 살 수 있다'는 희망 하나만으로 위험을 무릅쓰고 생사의 고비를 넘어 탈북을 합니다. 하지만 이미 탈북하는 과정에서 생긴 온갖 질병과 씻을 수 없는 마음의 상처는 새 출발을 가로막는 하나의 큰 걸림돌이 됩니다. 모아 놓은 돈도 많지 않고 의지할 곳도 없는 북한이탈주민에게 심신이 아픈 것은 두려움입니다. '이렇게 아프면 안 되는데… 얼른 나가서 일을 하고 돈을 벌어야 하는데…' 하며 아프기 시작하면 당장 눈앞에 놓인 생계가 걱정됩니다. 북한이탈주민에게 건강은 최고의 자산입니다.

아픈 북한이탈주민을 치료해 줄 병원은 또 하나의 커다란 문턱으로 다가옵니다. 병원의 수많은 팻말들, 복잡한 병원 안내도는 생소하고 당황스럽게 합니다. 예약·접수하는 과정은 번거롭고, 진료실을 찾는 것은 어렵고, 대기시간은 길고, 의료진을 만나도 쉽사리 아픈 곳을 얘기할 수가 없습니다. 언어 차이로 인해 긴장해서 하고 싶은 말을 제대로 못하고 적절한 단어가 떠오르지 않아 불안하고 주눅이 듭니다. 의사가 설명하는 의학용어도 알아듣기 어렵습니다. 수많은 검사를 왜 하는지도 이해가 안 가고 과잉 진료를 하는 게 아닐까 의심이 되기도 합니다. 그리고 무엇보다 제일 큰 걱정은 병원비입니다. 북한에서는 무료로 진료를 봤지만 남한에서는 돈이 많이 나올까 봐 걱정됩니다.

이러한 북한이탈주민의 고충과 애환을 덜고자 국립중앙의료원은 국내에서 처음으로 통일운동 시민단체인 (사)새조위(새롭고 하나 된 조국을 위한 모임)와 함께 2006년 5월 2일 '북한이탈주민 진료센터'를 개소하였습니다. 센터에 상주하고 있는 전문 상담사도 같은 북한이탈주민으로서 접수부터 수납까지의 모든 과정을 안내하고 의료진과 이어 주는 역할을 합니다. 의료진을 비롯한 전 직원은 북한이탈주민 환자를 이해하고 세심한 배려로 편의를 제공하고자 노력을 기울이고 있으며, 경제적으로 어려운 북한이탈주민에게는 진료비를 지원하고 있습니다. 센터 개소 이후 십여 년의 시간이 훌쩍 지나고 2016년 4월에는 북한이탈주민의 정신건강 문제를 전문적으로 치료하고 마음을 보듬고자 (사)미래한반도여성협회와 협력하여 '북한이탈주민 트라우마치료센터'를 설치하였습니다.

더불어 다년간 진료 현장에서의 노하우와 북한이탈주민들의 진료 데이터가 쌓여 감에 따라 이들을 위한 체계적인 지침서를 만들어야겠다는 필요성을 느끼게 되었습니다. 연구를 위해 NMC 정책연구과제 공모에 참여하여 선정되었고, 2013년 7월부터 12월까지「북한이탈주민의 병·의원 인식도 개선 지침서 개발」을 주제로 연구를 진행하였습니다. 지침서 집필에는 연구 책임자인 이소희 국립중앙의료원 북한이탈주민진료팀장(정신건강의학과장)을 비롯하여 김무영 전문의(서울의료원), 김석주 교수(서울의대), 김호찬 전문의(국립중앙의료원), 유원섭 교수(한양의대), 신미녀 대표(새조위), 신상수 연구원(한양의대), 전연숙 부장(북한이탈주민지원재단), 전정희 사무관(통일부 하나원), 전진용 전문의(국립정신건강센터), 한정미 주무관(통일부 하나원)

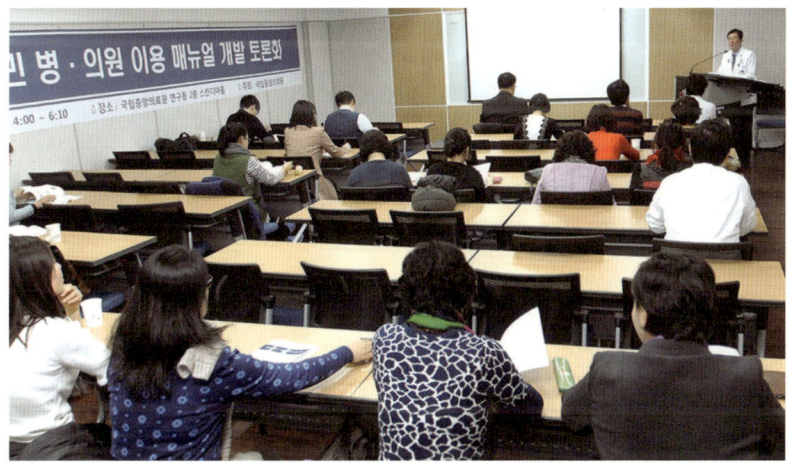

북한이탈주민 병·의원 이용 매뉴얼 개발 토론회(2013. 12. 9)

이 공동 참여하였습니다. 문헌연구, 북한이탈주민 인터뷰와 상담 사례 수집, 전문가 자문회의를 실시하였고, 2013년 12월 9일 「북한이탈주민 병·의원 이용 매뉴얼 개발 토론회」를 개최하였습니다.

연구 결과와 활발한 토론을 통해 논의된 내용을 바탕으로 2014년 2월 12일 『북한이탈주민 병·의원 이용 안내서: 아플 때 어떻게 해야 할까요?』를 발간하였습니다. 책의 구성을 살펴보면 △남한의 의료체계, △사례로 살펴본 대처법, △남한 병·의원에서 말하는 요령, △남북한 의학용어의 차이, △북한이탈주민을 위한 의료 지원 등으로 이루어져 있습니다. 누구나 쉽게 이해할 수 있도록 알기 쉬운 용어로 풀어 설명하고 있습니다. 이 지면에서는 안내서의 내용 일부를 맛보기로 소개해 드리고자 합니다. 만약 안내서 전문이 궁금하시다면 하나원(북한이탈주민정착지원사무소) 혹은 북한이탈주민지원재단, 관련 의료기관 북한이탈주민 상담실 등에 비치된 책자를 참고하거나 국립중앙의료원 홈페이지(www.nmc.or.kr)를 방문하면 쉽게 열람할 수 있습니다.

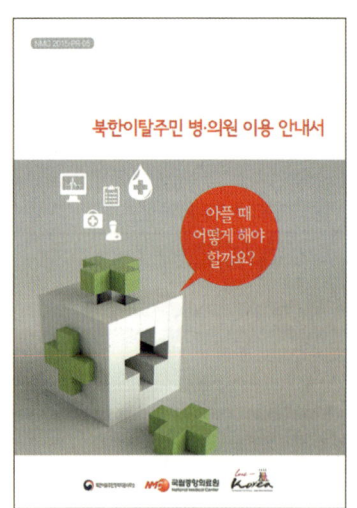

1. 남한의 의료체계

국민건강보험과 의료급여

남한에서는 질병이나 부상으로 갑자기 많은 의료비가 필요하게 될 때를 대비하여 '건강보험제도'를 실시하고 있습니다. 국민들이 소득 및 재산 등에 따라 매달 일정 금액의 보험료를 내고 아파서 병원 치료를 받을 때 의료비의 일정 부분을 부담해 주는 사회보장제도입니다. 직장을 다니는 경우에는 주로 직장보험에 가입을 하며 그렇지 않은 경우 지역보험에 가입합니다.

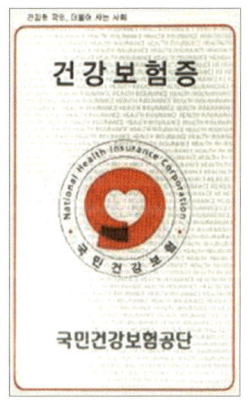

의료급여제도는 경제적으로 생활이 곤란하여 의료비용을 내기 어려운 국민을 대상으로 국가가 대신하여 의료비를 지원해 주는 제도입니다. 의료급여 1종은 국민기초생활보장 대상자 중 근로 무능력 가구이거나 타법 적용자를 말하며 북한이탈주민은 이에 속하게 됩니다. 보험이 되는 진료비의 대부분을 국가에서 지원받게 됩니다. 의료급여 2종은 국민기초생활보장 대상자 중 1종 수급 대상이 아닌 가구를 말하며 보험이 되는 진료비의 일부를 지원받게 됩니다. 북한이탈주민은 하나원에서 교육 이수 후 일정 기간 의료급여 1종을 부여받게 되지만 근로 능력이 있고 경제적 능력이 있는 분들은 건강보험에 가입을 하는 것이 원칙입니다.

남한의 의료기관

남한의 의료기관은 병원 크기와 이용 순서, 서비스 내용에 따라 나뉘어 있습니다. 1차 의료기관은 가벼운 질환을 치료할 수 있는 동네 의원이나 보건소이고, 2차 의료기관은 주로 입원·수술 치료를 요하는 환자를, 3차 의료기관은 중증 질환의 수술이나 입원 등 전문 진료와 연구를 담당합니다. 우리가 앓고 있는 병의 대부분이 동네 의원에서 치료할 수 있기 때문에 가깝고 편리하며 진료비가 적게 드는 동네 병·의원을 먼저 이용하는 것이 좋습니다.

의료급여 수급자는 1차 의료급여기관에 우선 의료급여를 신청하여야 하며, 그다음으로 2차 의료기관, 3차 의료기관 순서로 이용할 수 있습니다. 따라서 2차 의료기관을 이용하기 위해서는 반드시 1차 의료기관에서 발급한 진료의뢰서가 필요하며, 3차 의료기관 방문 시에는 2차 의료기관에서 발급한 진료의뢰서가 필요합니다. 진료의뢰

의료급여 전달체계

1단계		2단계		3단계
의원 보건기관 (보건소, 보건지소, 보건진료소) 보건의료원	의뢰 (의료급여 의뢰서) → ← 회송 (의료급여 회송서)	병원 종합병원	의뢰 (의료급여 의뢰서) → ← 회송 (의료급여 회송서)	의료법상 상급종합병원

서는 북한에서의 '치료 후송증'과 비슷한 것입니다. 의료기관을 이용하기 전에는 신분증 또는 건강보험증을 갖고 가는 것이 좋습니다. 만약 갖고 있지 않다면 의료기관에서 주민등록번호로 인터넷을 통해 자격 확인이 가능합니다.

공공의료기관과 민간의료기관의 차이

남한에는 국립중앙의료원, 지방의료원, 보건소 등 국가에서 운영하는 공공보건의료기관이 있고 대부분의 의료기관은 개인이 운영하는 민간의료기관입니다. 공공 및 민간의료기관에서 제공하는 의료서비스나 의료비에 큰 차이는 없지만 공공의료기관은 지역·계층·분야에 관계없이 모든 국민이 의료 이용을 할 수 있도록 합리적인 비용으로 양질의 의료 서비스를 제공하고 있습니다. 보건소는 시에는 각 구에, 도에는 각 군에 1개씩 있습니다. 지역사회 1차 진료기관으로 해당 지역에 사는 주민들은 저렴한 가격 또는 무료로 진료, 예방접종, 건강증진 서비스를 받을 수 있습니다.

병·의원 이용 절차

(1) 외래

[접수] 접수 신청서를 작성하고 진료과 및 진료의사를 선택한다. 초진일 경우 건강보험증, 진료의뢰서를 낸다(진료의뢰서는 2차, 3차 등 상급병원 방문 시만 필요).

⇩

[진료] 해당 진료과의 진료의사를 찾아가 진료를 받는다.

⇩

[검사] 검사가 있을 경우 필요한 검사를 받는다. 필요한 경우 다시 진료실로 갈 수 있다.

⇩

[수납 및 예약] 진료비를 내고 다음 진료일을 예약하며 처방전을 발급 받는다.

⇩

[약국] 원내처방은 병원약국에서 약을 받고, 원외처방은 병원 외래 약국에서 처방전을 받아 외부 약국에서 약을 구입한다.

(2) 입원

[입원 결정] 각 외래의 진료의사가 입원을 결정한다(입원결정서 발급).

⇩

[입원 수속] 원무과 입원창구에서 입원서약서를 작성하여 접수한다. 건강보험증(의료급여증) 및 신분증을 제시하여 병실 배정을 받는다.

⇩

[입실] 배정 병동의 간호사실 혹은 입원생활 안내실에서 생활 안내를 받고 해당 병실에 입실한다.

⇩

[입원 치료] 주치의 주도로 검사, 투약 및 수술 등 진료를 받는다.

⇩

[퇴원 결정] 주치의가 퇴원 결정 통보를 하면 퇴원 수속을 한다. 퇴원 후 치료 방향에 대해 논의하며 입원한 병원이 거주지와 멀리 있을 경우 주치의와 상의하여 집 근처 병원을 이용하도록 한다.

⇩

[퇴원 수속] 퇴원 진료비 수납 요청을 받으면 진료비를 납부한다. 진료비 납부 후 퇴원 수속 완료증을 병동 간호사실에 제출한다. 그 후 퇴원 약을 받고 외래 진료 예약 후 집으로 간다.

증상별 진료과 안내

심각하지 않은 흔한 증상일 경우 가정의학과를 비롯한 1차 의료기관에 방문하면 진료를 받을 수 있습니다. 해결되지 않은 증상은 의뢰를 통해 전문 진료과나 상급의료기관에서 치료받을 수 있습니다. 증상에 따라 찾아가야 하는 전문 진료과는 다음과 같습니다.

진료과		증상
내과	호흡기내과	기침, 가래, 호흡곤란
	순환기내과	가슴 통증, 부정맥, 부종
	소화기내과	소화불량, 속쓰림, 복통, 황달, 변비
	내분비내과	당뇨병
	신장내과	소변량 감소, 부종
	감염내과	열
외과		복부 수술
정형외과		관절 통증, 근육 통증, 팔다리 혹은 척추 수술
흉부외과		심장과 폐 수술
성형외과		얼굴 수술, 피부 이식, 미용을 목적으로 수술
산부인과		부인과 염증, 하혈, 자궁 수술, 임신, 분만, 피임 장치
소아청소년과		18세 미만 아이가 아플 때, 예방접종
정신건강의학과		불안, 우울, 불면, 두통, 스트레스
신경과		중풍, 간질 경련, 감각 이상, 마비
신경외과		뇌수술, 갑자기 심한 두통, 쓰러짐
이비인후과		안 들림, 빙빙 도는 어지러움, 목소리 안 나옴
안과		흐릿하게 보임, 눈과 관련 증상
피부과		가려움, 두드러기, 피부와 관련 증상
비뇨기과		소변 곤란, 옆구리 통증, 혈뇨

약국 이용 및 약품

남한은 의약분업 제도를 운영하고 있으므로 진료는 병원에서 의사에게 받고 약은 약국에서 구입을 해야 합니다. 간혹 병원 내 약국에서 약을 주는 경우도 있지만 거의 대부분은 외부 약국에서 구입해야 합니다. 병원에서는 진료비를 내고 약국에서는 약품 구입비를 내야 합니다.

약품에는 일반의약품과 전문의약품이 있습니다. 일반의약품은 병원에서 받은 처방전 없이도 구입할 수 있는 약품을 말합니다. 간단한 소화제, 해열진통제, 감기약, 영양제, 소독약 등이 있습니다. 전문의약품은 의사의 전문적인 진단과 지시 감독 아래 사용해야 하는 의약품입니다. 따라서 병원에 가서 진료를 받고 의사의 처방전을 받아 약국에 제출해야만 약품을 구입할 수 있습니다.

2. 사례로 살펴본 대처법

안내서에서는 환자가 현재 겪고 있는 증상에 대한 구체적인 사례와 그에 맞는 대처법이 실려 있습니다. 실제 현장에서 마주칠 수 있는 △병원 안내문 읽기, △진료 접수하기, △약 처방전 이해하기, △약 설명서 이해하기 등을 실습해 볼 수 있습니다. 또한 병원 이용 시 자주 묻는 질문과 답변도 볼 수 있습니다. 책에 다양한 사례가 수록되어 있지만 그중에 몇 가지를 소개해 드리겠습니다.

[사례 1]

최근에 소화가 잘 안 돼요. 요 며칠 동안에는 속이 엄청나게 쓰려서 힘든 적이 한두 번이 아니고요. 쓰린 적이 너무 많다 보니까 이제는 가슴도 계속 쓰리고 목에도 뭔가 자꾸만 이물질이 걸리는 것 같아요. 트림하는 횟수도 많아졌어요.

⇨ 답변

소화가 안 되고 속 쓰린 증상은 가까운 내과나 가정의학과에서 진료받을 수 있습니다. 심한 경우 동네 병원의 단골 의사와 상담 후 소화기내과에서 진료받을 수 있습니다.

[사례 2]

잠을 제대로 못 자요. 여기 오기 전에 중국에서 숨어 지냈는데 언제 공안이 닥칠지 몰라 조그만 미동에도 섬뜩 놀랐고, 공안에 잡히는 꿈도 자주 꾸니까 잠을 자는 게 고역이에요. 그리고 깨면 너무 조용하니까 아주 조그만 소리에도 깜짝 놀라서 너무 힘들어요. 그런 꿈이라도 꾸는 날에는 하루를 그냥 망쳐요. 한국에 와서도 계속 그러니까 더 불안하고 힘들어요.

⇨ 답변

불안과 함께 잠을 잘 못 자면 정신건강의학과를 방문하세요.

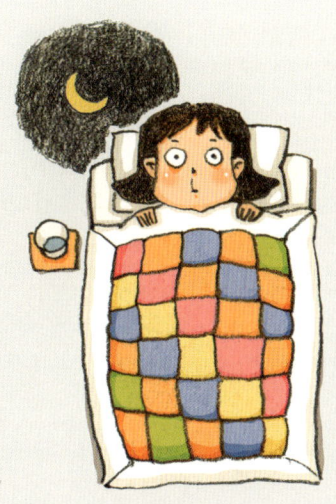

남한의 정신건강의학과는 북한의 49호 병원과 달리 불면, 불안, 우울 등에 대해 진료를 받을 수 있습니다.

[사례 3]

피부과에서 여드름 시술을 받았습니다. 북한이탈주민은 돈이 안 드는 줄 알았는데 돈을 내라고 합니다. 왜 그런가요?

⇨ 답변

일반적인 건강보험이나 의료급여에서 비급여로 적용되는 항목이 있습니다. 몇몇 검사나 약물, 미용 등은 혜택을 주지 않습니다. 따라서 여드름, 성형수술, 피부관리 등은 혜택을 받지 못하니 진료 시 미리 알아보시는 것이 필요합니다.

[사례 4]

약국에 가서 수면제를 사 먹으려고 하는데 약사님이 처방전을 가져오라고 하네요. 북한에서는 장마당(시장)의 약 파는 곳에서 수면제를 사서 먹었습니다. 수면제는 약국에서 살 수 없나요?

⇨ 답변

남한에서는 약품은 약국에서 일반적으로 살 수 있는 일반의약품과 의사의 처방이 필요한 전문의약품으로 나뉩니다. 북한과는 달리 가벼운 소화제나 진통제, 감기약 등을 제외하고는 의사의 처방을 받아 구입해야 합니다. 특히 수면제와 고혈압약과 같은 약들은 반드시 의사와 상의하여 본인에게 맞는 약을 먹는 것이 중요합니다.

3. 남한 병·의원에서 말하는 요령

의료인의 전문성에 믿음 가지기

북한에서는 90년대 중반 이후 경제 사정이 불안정해지면서 의료 상황도 많이 흔들렸다고 합니다. 의료진을 육성하는 학교 교육도 예전에 비해 많이 허술해졌고 병원 사정도 안 좋아졌다고 합니다. 병원에서 의사의 진단을 받았다고 하더라도 의약품 공급이 원활하지 않아 환자가 직접 장마당이나 되거리 장수를 통해서 약을 구해야 하는 경우가 많다고 합니다. 이런 사정이 십여 년 이상 지속되면서 의료인과 의료시설에 대한 불신이 높아지고, 탈북 이후에도 지속되어 자가 진단 혹은 자가 치료를 하거나 여기저기 병원을 순회하는 병원 쇼핑 현상도 많다고 합니다. 하지만 잘못된 의학 상식을 동원하며 의사의 전문적 식견마저도 의심하는 태도는 본인의 병을 악화시킬 수 있습니다.

따라서 의료진들이 정확한 진단을 할 수 있도록 증상을 정확하게 알리고 진단에 의해 제시된 치료 방법을 착실하게 따라야 치료하는 데 도움을 받을 수 있습니다. 체계적인 의학 교육을 받고 임상 경험이 풍부한 의료진의 전문성을 믿고 주치의가 요구하는 치료 방법에 집중해 보시기 바랍니다.

정확한 진단을 위해 정확하게 증상 호소하기

북한에서 의사에게 했던 대로 신체적·정신적 고통을 호소한다면 시간적·경제적으로 불필요한 소비를 하게 될 수 있습니다. 게다가 때로는 오진을 내리는 심각한 문제를 일으킬 수도 있습니다. 따라서 정신적 고통과 육체적 고통을 구분하고자 하는 의지를 가지고 스스로의 병에 대해 관찰과 관리를 해야 합니다. '간이 아프다', '폐가 아프다'와 같이 장기를 구체적으로 언급하지 말고 몸이 불편한 증상을 의사에게 있는 그대로 상세히 설명하도록 합니다. 남한에서 사용하는 어휘나 표현을 선택하여 의사소통에 가급적 오해가 없는 방법을 선택하는 것이 의사가 정확한 진단을 내리는 데 도움이 될 것입니다. 만약 소통에 여전히 자신감이 없다면 병원 내의 북한이탈주민 전문 상담사의 도움을 받을 것을 추천합니다.

4. 남북한 의학용어의 차이

안내서에서는 북한과 남한에서 쓰는 의학 관련 용어를 한 단어씩 비교하여 설명하고 있습니다. △의료인 △진료과 및 진료실, △신체기관명, △검사 및 진료도구·방법, △병명 및 증상 표현으로 구분하여 상세하게 두 어휘의 차이를 보여 주고 있습니다. 이 자료는 하나원에

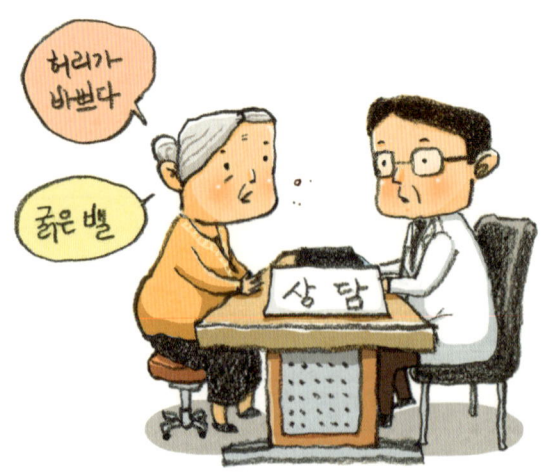

서 교육 중인 북한이탈주민을 대상으로 한 대면 면담과 보건소에서 건강상담사로 근무하고 있는 북한 출신 상담사를 대상으로 전화면담을 통해 확보한 것을 바탕으로 구성하였고, 의학 전문용어는 하나원 하나의원 전문의와 북한 출신 레지던트의 감수를 받았습니다. 간호사를 북한에서 '간호원'으로 부른다거나 간병인을 북한에서 '간병원'으로 부르는 것은 큰 차이가 없어 보이지만 영상의학과 전문의를 북한에서 '렌트의사'로 말하거나 대장을 '굵은밸'이라고 표현하는 것은 남북한의 언어 차이를 여실히 보여 줍니다. 심지어 북한에서 '바쁘다'는 표현은 남한에서 '힘들다, 아프다'의 뜻이므로 오해가 없도록 그 차이를 알고 있어야 할 것입니다.

5. 북한이탈주민을 위한 의료 지원

북한이탈주민 의료비 지원 사업(2017년 기준)

세부 사업명	지원 내용	지원 부서
장기치료 가산금	중증 질환으로 3개월 이상 입원, 월 80만 원씩 최대 9개월 지원	통일부 하나원
일반 질환 치료비	연 2회, 본인부담금의 30%, 최대 200만 원 (입원 기간 3일 이상, 본인부담금 30만 원 이상) *단, 수술 등으로 1일 이상 입원하여 본인부담금이 50만 원 이상인 경우는 지원 가능	남북 하나 재단

만성·중증 및 희귀성 질환	횟수 무관, 본인부담금의 50%, 최대 700만 원 (입원, 외래 치료 시 월 본인부담금 30만 원 이상)	남북 하나 재단
출산·불임	연 1회, 본인부담금의 50%, 최대 200만 원 (출산으로 입원하여 본인부담금 30만 원 이상, 불임 치료(인공수정, 시험관아기) 당일 본인부담금 30만 원 이상)	
치과 (완전틀니) 지원	1인 1회, 전체(상악·하악) 100만 원, 편척(1악) 50만 원	
진료비	선택진료비 무료, 비급여 진료비 20~80% 범위 지원	하나원 의료협약병원
긴급의료비	1인당 300만 원 범위, 긴급의료비 지원 신청 가능	보건복지부
진료비	외래 비급여 50%, 입원 비급여 80% 지원(최대 200만 원), 선택진료비 100% 지원(의료급여 1종·2종 수급권자 대상)	국립중앙 의료원

남북하나재단(북한이탈주민지원재단)

하나원 교육을 마친 지역사회 거주 북한이탈주민에게 지역사회 적응·관리 등 북한이탈주민의 생활안정과 남한 사회의 정착을 돕는데 필요한 지원을 담당하는 기관입니다.

- 주소: 서울시 마포구 새창로 7, 4-5-14층(도화동 565, SNU 장학빌딩)
- 전화번호: 1577-6635(콜센터)
- 홈페이지: www.koreahana.or.kr

북한이탈주민 지원 의료기관

국립중앙의료원을 비롯하여 북한이탈주민 상담실이 있는 의료기관으로 충남대학병원, 인천적십자병원, 서울의료원 등이 있으며, 그 외에도 다양한 의료기관에서 북한이탈주민에게 의료비를 지원해 주고 있습니다. 지원 내용 및 절차 등의 세부 내용은 안내서를 참고하시기 바랍니다.

마지막으로 이 글은 국립중앙의료원 정책 연구「북한이탈주민의 병·의원 인식도 개선 지침서 개발」의 결과물인『북한이탈주민 병·의원 안내서-아플 때 어떻게 해야 할까요?』를 인용하였음을 밝힙니다.

6.

북한이탈주민 이야기
"건강 찾아 행복해졌어요"

힘겹게 탈북해서 오신 여러분, 대한민국에는 여러분의 건강을 지켜 주기 위해 여러 가지 좋은 시스템이 있습니다. 북한이탈주민을 위한 다양한 지원 정책이 있으니 혼자 힘들어하지 마시고 병원을 찾아 주세요. 특히 정신적으로 힘들 경우에도 국립중앙의료원을 찾는다면 믿고 상담을 받을 수 있고, 웃음을 되찾을 수 있습니다.

북한이탈주민 이야기
"건강 찾아 행복해졌어요"

국립중앙의료원 홍보팀 이효정

국내에 북한이탈주민이 점차 늘어나고 있고, 2016년 11월을 기점으로 국내에 입국한 북한이탈주민이 총 3만 명을 넘어섰다고 합니다. 북한이탈주민들은 북한에서 남한으로 넘어오는 과정에서 여러 가지 고초를 겪습니다. 산을 넘어야 하고 바다를 건너야 하는 과정에서 며칠씩 굶는 것도 예삿일이고 드물게는 함께 오던 동료가 총상으로 죽어가는 모습을 보아야 하는 끔찍한 경험을 하기도 합니다. 이 때문에 육체적·정신적인 피해를 입고 상당한 트라우마가 남아 있는 경우가 다반사입니다.

실제로 남북하나재단에서 조사한 '2016 북한이탈주민 정착실태조사'에 따르면 북한이탈주민 32.4%가 본인이 '건강하지 않다'고 느끼고 있는 것으로 나타났습니다. 앓고 있는 질환의 종류를 살펴보면, '소화기 장애'가 26.8%, '고혈압' 9%, '여성 질환' 7.7%, '비만' 6.8%, '당뇨' 4.1% 순으로 집계됐습니다. 특히 북한이탈주민은 스트레스에

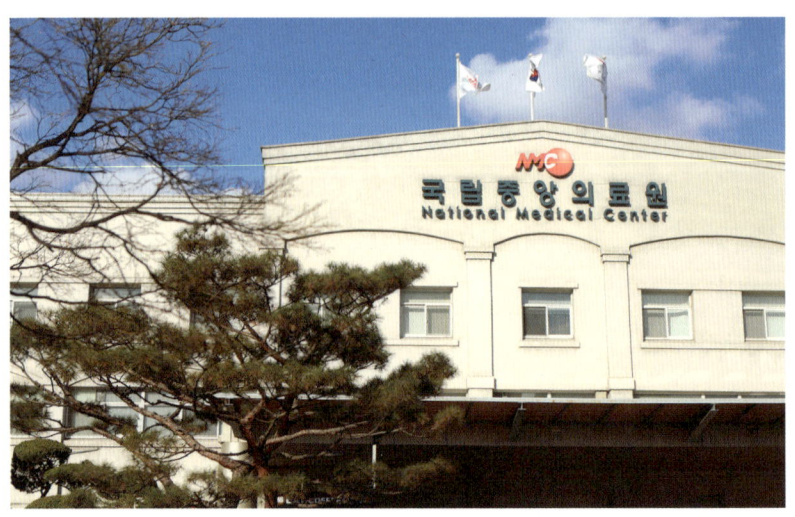

취약한 것으로 나타났습니다. 2주간의 스트레스 정도를 조사한 결과, '스트레스를 느낀다'(68.5%), '스트레스를 안 느낀다'(31.2%)인 것으로 나타나 대부분 스트레스를 느끼는 것으로 확인됐습니다. 북한이탈주민이 병의원 진료에서 가장 부담스럽게 생각하는 부분은 '경제적 이유'(46.8%)였고, 이어서 '방문 시간이 없어서'(28.1%), '증세가 경미해서'(6.8%) 등의 순으로 나타났습니다.

국립중앙의료원은 북한이탈주민의 건강증진을 위해서 2015년 1월 5일 통일보건의료센터를 개소하였습니다. 2006년부터 북한이탈주민 진료지원센터를 설립하여 북한이탈주민들이 좀 더 편리하게 의료 서비스를 이용할 수 있도록 돕고 있습니다. 북한이탈주민진료지원센터는 10여 년이 넘는 기간 동안 북한이탈주민의 건강증진을 위한 다양한 진료지원 사업을 진행하고 있습니다. 특히 최근에는 북한이탈주민을 대상으로 '트라우마치료센터'를 운영하고 있습니다. 국립중앙의료원 북한이탈주민진료지원센터를 통해 몸과 마음을 치유하고 다시 희망찬 삶을 꿈꾸고 있는 북한이탈주민들을 만났습니다.

"탈북 당시 고생한 게 이렇게 병으로 오나 봐요."

앞에서도 잠깐 언급했듯이 북한이탈주민들은 탈북 당시 많은 고초를 겪습니다. 제대로 끼니를 먹지 못한 상태로 험한 산을 넘어야 하고, 강물도 건너야 합니다. 혹시나 들킬까 봐 조마조마한 마음 때문에 잠도 제대로 자지 못하고 몸과 마음은 말 그대로 만신창이가 됩니다. 하지만 당시에는 빨리 남한으로 와야 한다는 생각 때문에 몸과 마음이 병든 것을 제대로 살피지 못하고, 남한에 와서야 몸과 마음이 고장 난 것을 깨닫는다고 합니다.

30대 초반의 A씨(여성)는 북한에서는 예술단에서 활동할 정도로 밝고 다재다능했습니다. 그런데 탈북을 하는 과정에서 부모님과 이별하고, 산과 강을 넘으며 고생을 한 탓에 남한에 와서는 늘 어두운 낯빛이었습니다. 남한에 온 직후 하나원에서 지냈던 그는 하나원을 나오고 나서 이유 없이 불면증과 두통, 어지럼증을 느꼈습니다. 그의 말로는 컨디션이 좋은 날이 단 하루도 없었다고 합니다. 불면증과 두통으로 하루하루 힘겹게 보내던 그는 국립중앙의료원 북한이탈주민진료지원센터의 안연수 상담사(미래한반도여성협회 부소장)를 소개받아 만나게 되었습니다. 그동안 친한 친구들에게도 털어놓지 못했던 본인의 이야기를 상담사에게 쏟아낸 이후 그는 오히려 마음이 편안해졌다고 합니다. A씨는 "탈북을 하면서 산 넘고 강을 건넜습니다. 산을 넘을 때는 4일 동안 아무것도 먹지 못했습니다. 정말 지옥을 맛봤습니다. 중국을 거쳐 태국으로 갔는데 태국에서도 정말 힘들었습니다. 너무 덥다 보니 선풍기에서도 뜨거운 바람이 나왔습니다. 샤워를 해도 더운 물이 나와서 너무 힘들었습니다"라고 말했습니다. 그런 상황에서도 당시에는 빨리 남한으로 와야 된다는 생각 때문인지 버텨 냈습니다. 그는 "그때는 계속 긴장을 하고 있었고 빨리 남한에 가야 한다는 생각으로 버틴 것 같습니다. 이제 남한에 오고 나니 그때 고생했던 것이 나타나는 것 같습니다"라며 힘들었던 당시를 회상했습니다.

A씨와 함께 탈북했다는 B씨(30대, 남성) 또한 탈북 과정에서 겪은 힘겨운 생활 때문에 한국에 와서도 건강한 생활을 유지하기 힘들었습니다. 그는 "북한에서는 내 몸이 어디 아파도 얘기도 못했습니다. 탈북하고 중국에 있을 때도 역시 먹고살아야 하니 제대로 된 치료는 꿈도 못 꿨습니다"라고 말했습니다. 몸이 아파도 생계를 위해서 일을 하러 나가야 했고, 그것은 악순환의 시작이었습니다. 북한에서 나와

서 중국에서 머물다가 한국으로 오기 위해 산을 넘는 과정에서 그는 인생의 지옥을 맛봤다고 합니다. "나는 이제 더 이상은 못 가겠습니다. 죽을 것 같습니다"라는 이야기를 수도 없이 반복했다고 합니다. 함께 탈출하던 동료들이 그를 질질 끌다시피 해서 겨우 탈출에 성공했다고 합니다.

한국에 와서 초반에는 하나원에서 생활을 했는데 그곳에서는 크게 스트레스를 받을 일이 없어서 비교적 편안한 생활을 했지만, 하나원 퇴소 이후 사회생활을 하면서 그의 건강은 더욱 나빠졌습니다. 전자부품 관련 제품을 만드는 회사에 들어간 B씨는 그곳에서도 많은 스트레스를 느꼈습니다. 일을 하기 위해서는 기본적인 용어를 알고 있어야 하는데 대부분 외래어가 많았고, B씨는 이를 이해하기 어려워 실수가 잦았습니다. 이런 과정에서 그는 과도한 스트레스로 만성 두통을 앓고 있었습니다. 거기에 더해 북한에 두고 온 아내와 아들을 그리워하는 마음과, 누군가가 자신을 잡으러 올지도 모른다는 막연한 불안감에 잠도 제대로 이루지 못했습니다. 평상시 그는 가만

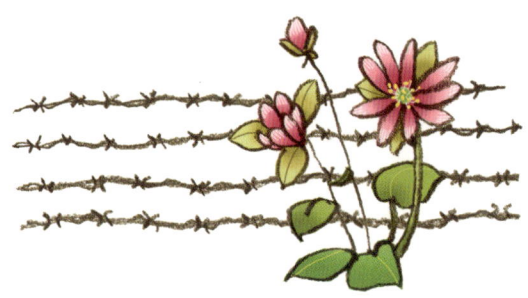

히 있다가도 깜짝깜짝 놀라곤 했다고 합니다. 그러다 우연히 국립중앙의료원에서 다른 질환으로 치료를 받게 되었고, 소개로 원내 상담사 선생님(안연수 상담사)을 만나게 되었다고 합니다.

북한에서 초등학교 교사를 했다는 C씨(50대, 여성)는 북한을 탈출해 중국에서 지내면서 늘 조마조마한 삶을 보냈다고 합니다. 경찰한테 붙잡히게 되면 다시 북한으로 돌아가야 하기 때문에 누가 집에라도 올까 봐 불안하고 초조했다고 합니다. 또 중국에서는 말도 잘 통하지 않아서 생활이 힘겨움 그 자체였다고 했습니다. 중국에서 한국으로 와서는 한민족 학교에서 교사 생활을 했는데, 그곳에서도 보이지 않는 차별이 있어 힘들었다고 합니다. 교사들과 관계를 유지하는 것도 힘들었고, 월급을 제대로 받기도 힘들었다고 합니다. 당시 너무 힘들어서 그는 죽을 생각도 여러 번 했다고 합니다. 혼자서 그 많은 스트레스를 감당해 내기가 어려웠던 것이죠.

C씨는 "북한을 탈출하면서 손에 쥐약을 들고 옵니다. 혹시나 들키게 되면 먹고 죽기 위해서입니다. 그런데 힘들게 한국에서 와서도 여전히 힘들다는 생각에 하루에도 12번은 더 죽고 싶다는 생각이 들었습니다"라고 힘겨웠던 지난날을 고백했습니다. 특히 그는 친구 부부와 함께 탈북하는 과정에서 친구의 남편이 총에 맞아 죽는 장면을 목격하는 끔찍한 경험을 했습니다. 북한군에게 총을 맞아 죽은 친구 남편, 그리고 살기 위해 어쩔 수 없이 친구와 친구의 아들을 안고 냅

다 달렸던 그때의 장면이 아직도 생생하다고 합니다. 그때 들었던 총소리 때문인지 지금도 TV에서 총소리라도 나오면 자신도 모르게 고개가 돌아간다고 합니다. 엄청난 트라우마가 남게 된 것이죠. 매일매일 죽고 싶다는 생각만 하고 살던 어느 날, 지인으로부터 우연히 국립중앙의료원 북한이탈주민지원센터가 있다는 것을 알게 되었고, 이곳에 와서 안연수 상담사를 만나게 되었다고 합니다. 그렇게 국립중앙의료원에서 치료받은 지 벌써 1년이 지났습니다.

"두통이 없어지니 너무 행복해요."

필자가 만나 본 북한이탈주민 3명은 모두 공통적으로 두통을 앓고 있었습니다. 탈북 과정에서 겪었던 트라우마, 그리고 탈북 이후 한국 생활에서 느끼는 고향에 대한 그리움, 스트레스, 외로움 등이 두통의 원인이었습니다. 그리고 두통과 함께 그들은 우울증도 동반하고 있었습니다. 우울증인 줄조차 모르고 힘겹게 지냈던 그들에게 국립중앙의료원 북한이탈주민진료지원센터는 한 줄기 빛과도 같았습니다. 환자 3명 모두 현재는 국립중앙의료원 정신건강의학과 이소희 과장에게 진료를 받고 있습니다. 그들은 짧게는 3개월, 길게는 1년 넘게 꾸준히 진료를 받고 있고, 처음 진료를 받기 시작한 때에 비해 지금은 너무 좋아졌다며 미소 짓습니다.

A씨는 두통과 불면증, 어지러움 등으로 국립중앙의료원에 2주 동안 입원을 했습니다. 2주 동안 입원 치료를 받으면서 그는 두통이 없어져서 너무 좋다고 말했습니다. 그는 "그동안 제가 불면증에 걸린 건지, 우울증이 있는 건지도 모르고 살았어요. 그런데 국립중앙의료원에 와서 상담과 치료를 받으면서 제가 그런 상태인 것을 알게 되었어요. 지금은 두통이 없어져서 너무 좋아요"라며 의료진들에게 감사하다고 말했습니다. 그의 말을 듣고 있던 안연수 상담사는 "처음 이 분을 보았을 때 얼굴이 너무 까맣고 대화할 때 웃음이 없었어요. 무슨 말을 하다가도 계속 울었어요. 근데 지금은 처음하고 완전히 달라졌어요. 가끔씩 웃기도 하고 일단 얼굴색이 너무 밝아졌어요"라고 말했습니다. 지금은 A씨의 모습에서 예전 어두웠던 모습은 찾아보기 어려웠습니다. 치료를 받으면서 웃음을 되찾았다는 그는 국립중앙의료원 의사와 간호사, 상담사 등 모든 분들에게 연신 감사하다는 인사를 전했습니다.

마른 체격의 B씨는 "처음 몸무게가 53kg이었어요. 그래도 지금은 3kg이 늘었어요. 여기서 치료받으면서 몸도 많이 좋아지고 마음이 많이 안정됐어요"라고 말했습니다. 그는 국립중앙의료원에 벌써 3번째 입원했습니다. 처음 입원했을 때는 개인적인 사정으로 예상보다 빨리 퇴원을 하는 바람에 치료를 제대로 받지 못했고, 두 번째 입원해서 한 달 정도 치료를 받으며 많이 회복이 되었습니다. 당시 입원했던 이유는 심한 두통 때문입니다. 퇴원 이후 몸이 좀 괜찮아졌다고 생각해 아르바이트를 나갔는데 두통이 재발해 다시 입원을 하게 되었습니다. 그는 "여기서 검사를 했는데 다 정상이었어요. 지난번에 한 달 입원했을 때 정말 많이 나아져서 나갔는데, 또 무리해서 일을 하다 보니 스트레스가 쌓여서 너무 힘이 들어서 다시 입원하게 됐어요"라고 말했습니다. 다시 입원한 지 며칠밖에 되지 않았지만 그는 마음이 많이 안정되었고 친절한 의료진들 덕분에 컨디션이 많이 좋아졌다고 했습니다. 그는 "국립중앙의료원에서 이렇게 치료를 해 주니 너무 감사하고 좋아요"라고 환하게 웃었습니다.

다른 사람에게 마음을 여는 게 쉽지 않았다는 C씨는 안연수 상담사에게도 처음에는 마음을 잘 열지 않았다고 합니다. 하지만 지금 두 분은 언니, 동생 하는 사이가 되었습니다. 우울증과 불안 증세가 있었던 C씨는 지속적인 상담과 치료를 통해 밝은 모습을 되찾았습니다. 그는 "북한이탈주민들은 트라우마가 있어서 마음을 여는 것이 쉽지 않아요. 그런데 여기 상담 선생님과 의사 선생님은 너무 좋아서 제가 마음을 열고 열심히 치료를 받게 됐어요"라고 말했습니다. 특히 그는 "의사 선생님께서 너무 친절하고 좋아서 예약 날이면 병원 오는 게 기다려져요"라며 국립중앙의료원 진료에 대해 만족감을 드러냈습니다.

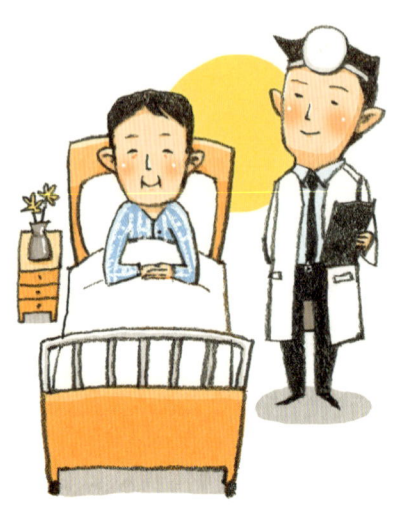

"혼자 힘들어하는 북한이탈주민들이
용기내서 찾아오길…"

　국립중앙의료원과 업무협약(2016년 4월 8일)을 맺고 북한이탈주민의 건강증진을 위한 상담실을 운영하고 있는 사단법인 미래한반도여성협회의 안연수 부소장은 자신 역시도 북한이탈주민의 한 사람으로서, 누구보다 북한이탈주민의 심경을 잘 이해해 주며 따뜻한 마음으로 그들에게 용기를 주고 있습니다. 그래서 그를 따르는 북한이탈주민들이 많다고 합니다. 그는 혼자서 힘들어하고 있는 북한이탈주민들이 좀 더 적극적으로 치료에 나서기를 바란다고 했습니다.
　그는 "북한이탈주민들은 웃음을 잃은 분들이 많습니다. 우울하고 외롭고 여러 가지 감정들이 있다 보니 정신건강의학과 상담을 받아 보는 것이 좋은데, 북한에서 정신건강의학과 진료는 정신적으로 이상이 있는 사람들만 간다고 생각해서인지 진료를 꺼리는 경우가 있는데 선입견을 깨고 치료에 임하면 행복한 삶을 되찾을 수 있습니다"라며 스트레스와 우울감 등으로 고생하고 있는 북한이탈주민들에 대한 격려를 아끼지 않았습니다. 북한이탈주민들은 탈북 과정에서 겪은 신체적, 정신적 고통도 물론 힘들지만 한국에서 정착하면서 느끼는 스트레스로 인해 정신건강을 해치는 경우도 많다고 합니다.

안연수 부소장은 이렇게 강조합니다.

"힘겹게 탈북해서 오신 여러분,
대한민국에는 여러분의 건강을 지켜 주기 위해 여러 가지 좋은 시스템이 있습니다.
북한이탈주민을 위한 다양한 지원 정책이 있으니 혼자 힘들어 하지 마시고 병원을 찾아 주세요.
특히 정신적으로 힘들 경우에도 국립중앙의료원을 찾는다면 믿고 상담을 받을 수 있고, 웃음을 되찾을 수 있습니다."

참고 문헌

- 국립중앙의료원 공공의학연구소 통일보건의료센터. 『'광복 70주년 및 통일보건의료센터 제1회 공공보건의료 심포지엄' 자료집』(2015. 8. 21).
- 남북하나재단. 『2016 북한이탈주민 정착실태조사』.

7.

북한 의료 실태와
통일에 대비한 과제들

지구상에서 가장 불신받는 체제인 북한을 상대로 인도적 차원의 지원과 의료보건 분야 협력 사업을 진행한다는 건 지난(至難)한 일일 수 있습니다. 하지만 열악한 상황 속에서 의료보건 분야의 혜택에서 소외된 채 고통받는 북한 주민들을 외면할 수는 없습니다. 한국 사회에 정착한 북한이탈주민들은 '먼저 온 통일'이라 할 수 있습니다. 그들을 통해 북한 주민들이 처한 열악한 의료보건 실태를 감지할 수 있고, 미래에 대한 대비책도 마련할 수 있습니다. 우리 민족의 새로운 도약을 가져올 통일을 위한 노력에 의료보건 부문도 주도적인 역할을 모색할 때입니다.

북한 의료 실태와 통일에 대비한 과제들

중앙일보 통일북한전문기자 겸 통일문화연구소장 이영종

'사회주의 지상낙원'을 표방해 온 북한은 무상교육과 함께 무상치료를 이른바 체제 우월성을 선전하는 주요 근거로 내세워 왔습니다. 북한의 사회주의 헌법 제56조가 "국가는 전반적 무상치료제를 공고 발전시키며 의사담당구역제와 예방의학 제도를 강화하여 사람들의 생명을 보호하며 근로자들의 건강을 증진시킨다"라고 명시하고 있는 데서도 이런 점이 잘 드러나고 있습니다. 무상치료를 주민의 기본 권리로 헌법에 규정하고 있는 점도 마찬가지입니다. 헌법 제72조는 "공민은 무상으로 치료받을 권리를 가지며 나이 많거나 병 또는 불구로 노동 능력을 잃은 사람, 돌볼 사람이 없는 늙은이와 어린이는 물질적 방조를 받을 권리를 가진다"면서 "이 권리는 무상치료제, 계속 늘어나는 병원, 요양소를 비롯한 의료시설, 국가 사회보험과 사회보장제에 의하여 보장된다"라고 밝히고 있습니다.

하지만 현실은 이와 큰 거리가 있습니다. 만성적인 경제난과 사회

제도의 비효율성, 의료보건 부문의 부패 심화 등의 문제로 인해 취약계층을 중심으로 헌법상의 치료와 건강증진 관련 권리를 보장받을 수 있는 길은 거의 막혀 버렸습니다. 특히 1980년대 말에서 1990년대 초까지 소련과 동구권의 붕괴로 어려움을 겪던 북한에 1990년대 말 이른바 '고난의 행군'이라 부르는 대기근이 밀어닥치면서 재앙에 가까운 사태가 전개됐습니다. 당시 식량부족 등으로 인해 200~300만 명의 북한 인구가 사망했다는 게 황장엽 전 노동당 비서를 비롯한 탈북 인사들의 주장이고, 우리 정보 당국도 입수된 첩보 등을 토대로 적어도 46만 명 이상이 아사했다는 판단을 내리고 있습니다. 이로 인해 북한의 국가배급망은 완전 붕괴 상태에 이르렀고, 주민들은 민생을 장마당 경제에 의존할 수밖에 없게 됐습니다. "노동당보다 장마당이 좋다. 노동당은 우리를 먹여 살리지 못하는데 장마당은 뭐든 해결해 준다"는 인식이 퍼졌습니다. 결국 북한이 체제 선전 차원에서 내세워 온 무상치료의 길은 멀어져 갔고, 일부 특권층을 제외한 일반 주민들의 건강은 심각한 위협을 받는 상황에 봉착했습니다.

이 시기 북한의 열악한 의료 실태는 평양에 체류하며 대북 의료 지원 활동을 벌인 노베르트 폴러첸 씨의 사례를 통해 확인할 수 있습니다. 독일 뒤셀도르프에서 의학공부를 한 폴러첸은 1987년부터 1990년까지 알코올 중독 전문의로 활동했고, 1990년부터 1999년까지는 개업의로 일했습니다. 1999년 7월 독일 응급의사단인 '캡 아나무르(Cap Anamur)' 소속으로 북한 의료 지원 활동에 나선 폴러첸 씨는 심한 화상을 입은 북한 노동자에게 자신의 허벅지를 도려내 피부이식을 실시할 정도로 헌신적이란 평가를 받았습니다. 북한은 그에게 서방 외국 인사로는 처음으로 '우호 메달'을 수여했고, 지방 의료시설을 돌아보며 사진 촬영도 할 수 있는 권한을 부여했습니다. 이 과정에서 폴러첸 씨는 북한 정권이 인권을 유린하고 있으며, 외부로부터 지원받은 식량을 주민들에게 제대로 나눠 주지 않고 있다고 비난했습니다. 또 열악한 북한의 의료시설을 폭로했습니다. 결국 폴러첸 씨는 북한 당국으로부터 추방당했습니다. 하지만 폴러첸 씨는 북한의 의료보건 문제를 국제사회에 알리는 활동을 멈추지 않았습니다. 그는 북한 병원의 실상과 관련해 "수많은 어린이가 기아로 숨져 가고 있고, 의약품이 없어 사망하고 있다"면서 "붕대도, 외과용 수술칼도, 항생제도 없이 오로지 기아로 죽음을 기다리는 아이들이 누워 있는 나무침대가 전부였다"고 비판했습니다. 또 빈 맥주병을 주사용 링거병으로 사용하고 있었고, 마취도 않고 맹장수술을 실시하는 경우도 있었다고 덧붙였습니다.

비슷한 시기 대북 의료 지원 활동에 나선 유진벨재단의 스티브 린튼 박사도 북한의 열악한 의료 현실을 생생하게 체험한 사람 중의 하나입니다. 북한 지방 도시에서 수술을 할 때는 병원에 불이 제대로 들어오지 않는 상태에서 애를 먹었다고 합니다. 그래서 간호사와 병원 직원이 창밖에서 거울로 햇빛을 반사하는 방식으로 수술 부위를 들여다볼 수 있었다는 것입니다. 링거가 부족해 빈 사이다병에 수액을 담아 주사하기도 했습니다. 거즈를 빨아서 다시 사용하는 경우도 있었다고 합니다. 한국의 언론과 전문가들이 "설마 그 정도이겠나. 믿기 어렵다"고 하자 그는 실제 수술 장면을 담은 사진과 동영상을 보여 주기도 했습니다. 린튼 박사가 북한의 지방병원에 간단한 수술을 할 수 있는 앰뷸런스 보내 주기 운동을 펼치는 등 대북 의료 지원에 팔을 걷어붙인 것도 이런 배경에서입니다.

북한은 '고난의 행군' 충격에서 벗어나 서방과의 대외관계 개선을 모색하던 2000년대 초 의료보건 분야 10대 역점 사업을 내세우며 시스템 재건을 시도했습니다. 암의 조기 진단과 세포공학과 유전자공학 등 첨단 의학 기술을 세계적 수준으로 끌어올리겠다는 야심찬 계획도 여기에 포함됐습니다. 필수 의약품에 대한 연구와 생산을 강화하고, 선진 의학 기술을 적극 도입해 의료봉사 수준을 한 단계 높인다는 구상도 담겼습니다. 하지만 경제력이나 의학 기술은 물론 사회적 기반이 뒤따르지 않는 공허한 목소리에 불과했습니다. 구체적인 결실이나 성과가 없었던 건 물론입니다.

북한 의료보건정책의 특성은 크게 무상치료제와 의사담당구역제, 고려의학(한의학) 중시 정책으로 나눌 수 있습니다. 그러나 '자력갱생'을 모토로 하는 북한식 사회주의 의료보건체계는 그 폐쇄성으로 말미암아 심각한 자기모순에 빠져 있다는 지적입니다. 북한의 제약공업만 보더라도 여타 산업과 마찬가지로 극도의 자립만을 강조함으로써 외부의 선진 기술과 원료 도입의 길이 막혀 있습니다.

김일성의 이른바 의료보건 분야에 대한 교시도 북한을 외딴길로 모는 데 한몫했습니다. 김일성은 1966년 10월 20일 보건성 간부들을 대상으로 '사회주의 의학은 예방의학이다'라는 담화를 발표했습니다. 이 담화에서 김일성은 "제약공업이 아직 발전되지 못한 조건에서 약초 재배는 중요한 의의를 가진다"면서 "모든 보건기관들에서 약초를 많이 심어 생약에 대한 수요를 자체적으로 보장하라"고 강조했습니다. 이후 북한은 역량이 부족한 제약공업에 주력하기보다는 약초 재배에 집중했습니다. 주체노선이 의료보건 분야에 유입되면서 발전에 제동을 건 것입니다.

물론 북한에도 평양제약공장, 나남제약공장, 순천제약공장 등의 생산시설에서 해열제인 아날빈, 아스피린, 설사약 같은 양약을 생산하고 있습니다. 그러나 생산량이 워낙 적어 구색 갖추기에 불과할 뿐 대부분의 역량을 한방약인 '고려약' 제조에 쏟고 있습니다. 이에 따라 북한은 최근에도 약 생산에서의 자력갱생과 약초 재배만을 강조하고 있습니다. 의약품 부족, 고려의학에 대한 과도한 의존과 더불어 북한의 허술한 의료체계 역시 북한 주민들의 건강을 위험에 빠트려 버렸습니다.

북한 의료체계의 또 다른 문제는 의사가 턱없이 부족하다는 것입니다. 북한의 전문의 숫자는 동의사 1,200명을 포함해 1만 2,000명 정도인 것으로 알려지고 있습니다. 북한 전체 인구가 약 2,400만여 명인 점을 고려한다면 의사 1인당 주민 2,000명을 담당하는 것입니다. 이는 한국의 의사 1인당 담당 인구수 784명에 비해 매우 많은 숫자입니다. 그나마 있는 의사들도 생계유지를 이유로 본업보다는 장사로 전직하기를 희망하고 있어 북한 의료체계의 장래를 어둡게 하고 있습니다.

49개에 불과한 종합병원도 모든 북한 주민을 책임지기에는 역부족인 실정입니다. 특히 계층 분류에 따른 차별 치료 역시 북한 의료 정책의 문제점으로 지적되고 있습니다. 대표적인 당·정 간부 진료기관으로는 남산진료소, 봉화진료소 등이 꼽히며, 여기에는 북한 최고의 의료진과 북한에서는 보기 드문 첨단 의료장비와 고가의 수입 의약품이 갖추어져 있습니다. 일반 주민들은 리 단위나 군 단위 병원을 이용하는 것이 고작인데, 이들 병원에는 대부분 정규 의사가 아닌 부의사나 준의사가 1~2명이 배치돼 있고, 의료시설도 X-Ray가 고작인 것으로 전해졌습니다.

구조적인 의료체계 미비와 함께 의사들의 부정부패 역시 문제입니다. 북한은 1980년 제정한 보건법에서 '보건일꾼들은 전체 인민을 건강한 몸으로 사회주의 건설에 적극 참가하게 하는 영예로운 혁명가'라고 규정, 의사들에게 도덕성에 입각한 활동을 호소하고 있습니다. 그러나 식량난 등 생활고 속에서 의사들의 부정부패가 횡행하고 있습니다. 진료 기회를 얻기 워낙 힘들다 보니 환자들의 입·퇴원이나 각종 진단서의 발급, 의약품 밀반출 등 부정 사례가 만연하고 있다는 얘기입니다.

북한의 의료체계는 사실상 와해 상태에 가까운 것으로 나타나고 있습니다. 2012년 김정은 체제 들어 평양에 일부 특권층을 위한 새 의료시설이 세워졌지만 일반 주민들이 이용하기는 하늘에 별 따기란 얘기입니다. 또 지방의 경우엔 이런 혜택과 더욱 거리가 멉니다. 북한인권정보센터 부설 북한인권기록보존소는 『2016 북한인권백서』에서 북한 헌법의 무상치료 항목과 인민보건법의 무상치료 및 예방의학, 주체의학 규정에도 불구하고 북한에서 기본적인 건강권(보건권)마저 보장되지 않고 있다고 지적하고 있습니다.

백서는 「NKDB 통합인권DB」에 오른 북한 인권 침해 사례 전체 항목 6만 5,282건 가운데 건강권과 관련한 사안이 전체의 1.1%인 695건이라고 밝히고 있습니다. 백서는 "무상치료제를 뒷받침하는 시스템에는 치료 시설이나 인력, 병원 의료 및 치료체계 등이 포함된다"면서 "건강권 침해 사건의 조사 결과, 이러한 시스템이 전반적으로 무너져 있음을 알 수 있었다"고 밝혔습니다. 특히 주목할 대목은 치료 시설이나 인력이 부족해서 치료를 받지 못한 경우(147건, 21.2%)보다 시설과 인력은 있어도 환자가 치료를 거부하거나 병원의 치료가 미비하여 건강권을 침해당한 경우(548건, 78.8%)가 월등히 높게 나타났다는 점입니다. 적정 치료 거부와 미비는 북한의 경제난으로 인한 의료 및 약품 공급체계의 붕괴와 의료 서비스에 대한 계층별 불균등한 접근과 밀접한 관련이 있다는 분석입니다.

앞서 언급한 병원과 의료진들의 부정부패가 영향을 미치고 있다는 진단도 나옵니다. 병원의 의사와 간호사들이 당국으로부터 적정한 임금을 받지 못하기 때문에 환자가 돈을 가져와야 치료를 해 주는 상황이 됐고, 자연히 돈이 많은 특권 계층들은 손쉽게 의료 혜택을 받을 수 있는 반면 돈이 없는 일반 주민들의 경우 치료비를 낼 여건이 안 돼 의료 혜택을 받지 못하는 경우가 다반사라고 백서는 지적하고 있습니다.

심각한 것은 북한이 이런 속사정을 있는 그대로 드러내 놓고 개선책을 마련하거나 외부 지원을 요청하는 대신 체제 유지나 선전을 위한 겉치레식 대응으로 일관하고 있다는 것입니다. 단적인 사례가 바로 '국가망신 4대 질병'이란 용어입니다. 북한은 결핵·간염·성병·정신병 등 4대 질병의 발병률 저하를 위해 도당 교육부를 통해 이들 질병의 북한 내 발병률과 남한에서의 발병률을 수시로 비교 분석하고 있으며, 질병의 북한 내 발병률이 남한 내 발병률 수치를 일정 수준 이상 넘어설 경우 의사담당구역제에 의해 해당 담당 구역 의료 책임자를 엄중 문책하고 있는 것으로 알려졌습니다.

이 같은 열악한 북한의 의료보건 상황을 돕기 위한 대북 의료 지원은 단순 약품 지원에서 의료장비의 제공, 병의원 건립까지 이어지면서 활동 폭을 넓혀 왔습니다. 1994년 김일성 사망과 이듬해 대홍수로 망가진 북한의 의료체계를 긴급 가동토록 함으로써 피해 상황의 악화를 방지하는 데 일정한 역할을 했다는 평가입니다. 특히 2004년 4월 평북 용천군에서 발생한 열차 폭발사고 구호과정에서 대한적십자사나 우리 민간단체의 대북 의약품 지원은 큰 도움이 됐습니다. 이후 사스와 조류인플루엔자(AI), 말라리아 등 전염병이나 질병이 창궐할 때마다 국제 구호단체와 우리 당국·민간이 약품이나 장비를 지원했습니다. 하지만 북한은 우리 국민들의 정성이 담긴 지원에도 불구하고 대남위협과 도발노선에 집착하는 모습을 보였습니다. 또 우리 사회에 감염병이 발생하면 이를 대남비방과 반정부 선동의 호재로 활용해 우리 국민과 국제사회의 비난여론을 자초했습니다. 20년이 넘도록 긴급구호 형태의 지원이 이어졌지만 북한의 의료보건 환경은 크게 나아지지 않았다는 게 우리 당국과 대북 전문가들의 평가입니다.

김정은 체제 들어 북한의 경제 사정이 일부 호전되고 민생 분야에도 다소 활기가 돌고 있다는 분석도 일각에서 제기됩니다. 평양을 중심으로 고층건물 건립과 문수물놀이장, 능라인민유원지 같은 위락시설도 들어서고 있다는 점이 근거로 꼽힙니다. 또한 평양 순안공항을 비롯한 기반시설이 리모델링되거나 신축되고 밤거리가 밝아지는 등의 변화도 나타난다는 점을 들어 북한의 경제가 회복세를 보일 것이란 전망도 제기됩니다.

하지만 이런 상황이 주민들의 삶의 질 향상이나 의료보건 분야 등의 열악한 환경 개선에 긍정적 요소로 작용하고 있다는 판단을 내리기는 어려운 상황이 이어지고 있습니다. 무엇보다 평양 시민이나 노동당원 등 일부 특권층을 위한 시혜 차원에서 내놓는 정책을 북한

주민 전체에 대한 시책으로 간주하는 건 문제라는 지적입니다. 일부 특권층에 한해 벌어지는 일종의 '쇼윈도' 효과에 불과하다는 반론입니다. 특권층만을 위한 체제 운영을 하다 보니 평등을 강조하는 사회주의 체제인 북한이 '1% 공화국'이 돼 버린 것이란 지적도 있습니다. 이른바 균빈均貧의 붕괴입니다. 2,400만 명의 인구 중 극히 일부만이 호화로운 삶을 누리고 있다는 게 우리 정보 당국의 판단입니다. 북한 핵심층 6만 명과 가족(한 가구당 4인 기준)을 포함하는 24만 명이 북한에서 특권층으로 분류되고 있다는 것입니다. 지방의 경우 이런 혜택과 거리가 있고, 식량난도 여전하다는 것입니다.

특히 김정은 체제 들어 가속화한 핵 개발과 대륙간탄도미사일(ICBM) 발사로 국제사회의 대북 제재가 이어지면서 주민들의 삶은 더욱 어려워졌다는 얘기가 나옵니다. 한국의 대북 의료 지원 단체들의 발이 묶였고, 인도적 차원의 대북 지원에 대한 국민들의 여론도 싸늘해졌습니다.

북한이 김정은 체제의 기본 정책 노선 중 하나인 '경제·핵 병진 노선'을 불과 5년 만에 방향 전환한 건 이 같은 분위기를 의식한 결과로 보입니다. 2013년 김정은 노동당 위원장이 직접 내놓은 이 노선은 핵 보유로 재래식 무기에 투입될 군사비를 덜 수 있게 됐으니 이를 민생경제에 돌리겠다는 논리입니다. 하지만 북한 스스로 최고인민회의(우리의 국회에 해당) 예산결산에서 국방비 비중이 2013년 16.0%(실제는 은닉 예산 포함 30% 수준)에서 2014년에는 15.9%로 겨우 0.1% 포인트 줄어드는 데 그쳤다고 밝히고 있습니다. 2018년 북한의 예산 가운데 국방비 비중도 이와 비슷한 수준에 머물고 있습니다. 북한의 공식 자료를 봐도 병진노선의 한계는 뚜렷했다는 얘기입니다. 김정은은 2012년 4월 첫 공개연설에서 "인민들이 허리띠를 조이지 않고 사회주의 부귀영화를 누리게 하겠다"고 공언했습니다. 하지만 손에 잡히는 성과는 보여 주지 못했습니다.

열악한 북한의 의료보건 상황에 대해 막연한 우려를 갖고 있던 우리 국민과 관련 전문가들을 경악하게 한 건 2017년 11월 발생한 판문점 공동경비구역(JSA) 경비병의 탈출 사태입니다. 당시 추격조로부터 수십 발의 총격을 받고 심각한 부상을 입은 경비병 오 모 씨를 수술하는 과정에서 파열된 소장 내부에 수십 마리의 기생충 성충이 있는 게 발견됐습니다. 큰 것은 길이가 27cm에 달할 정도였습니다. 귀순 병사의 복강에서는 오염된 분변과 함께 소량의 음식물도 나왔는데, 대부분 옥수수인 것으로 판명됐습니다. 북한군인 가운데 가장 대우가 좋은 곳 중 하나인 JSA 요원이 옥수수로 연명하고, 심각한 수준의 기생충 감염까지 드러나면서 열악한 북한의 의료보건 실태가 확인되는 계기가 됐습니다.

JSA 탈북 병사의 케이스는 통일 이후 남북한 의료보건 문제에 대한 대비책이 필요하다는 점을 일깨운 계기가 되기도 했습니다. 북한에 만연하고 있는 기생충 등 질병 문제가 통일 대한민국에서 해결해야 할 부담으로 작용할 수 있다는 얘기입니다. 2015년 11월 개최된 대한의사협회 창립 107주년 기념 세미나에서도 북한의 기생충 문제가 남북한이 통일을 이뤘을 경우 의료보건 부문의 상당한 위협 요소가 될 것이란 전망이 나오기도 했습니다.

북한의 만성적 기아사태가 현재 진행형이란 점도 의료보건 부문 남북통합 측면에서 유의해야 할 대목입니다. 유엔 산하 식량농업기구(FAO)와 세계식량계획(WFP)이 공동 발표한 '2018 세계 식량 위기 보고서'는 북한 전체 주민의 41%에 해당하는 1,050만 명이 2017년 한 해 기근에 시달린 것으로 추산하고 있습니다. 이에 따르면 이미 식량난이 만연한 북한에서 심각한 가뭄과 홍수 등 자연재해로 식량 생산성이 떨어지면서 주민들의 식생활이 나아지지 않고 있다고 합니다. 보고서는 또 북한을 '외부로부터 식량 원조가 필요한 위기국'으로 분류된 37개국에 포함했습니다. 이 같은 문제들이 모두 통일 대한민국에서 적지 않은 비용을 치러야 할 사안이란 점에서 그 부담을 낮추기 위한 노력을 지금부터라도 게을리하지 말아야 한다는 지적이 나옵니다.

이를 위해서는 인도적 차원의 의료보건 분야 협력과 대북 지원을 지속적으로 전개할 수 있는 기반 마련이 요구됩니다. 북한이 핵과 미사일 도발로 점철됐던 과거에서 벗어나겠다고 선언하고 한국과 국제사회와의 대화 무대에 나선 건 다행스러운 일입니다. 남북 화해와 협력, 교류 쪽으로 물꼬를 틀고 미국과의 관계 정상화까지 바라보고 있는 상황을 되돌리지 못하게 하는 정책적 노력이 필요합니다. 이런 분위기에 맞춰 그동안 중단됐던 의료보건 분야의 남북 협력 사업의 재개를 추진하는 것도 필요합니다.

이 과정에서 유의해야 할 점도 있습니다.

첫째는 거대담론보다 구체적이고 실행 가능한 협력 및 지원 사업의 구상과 추진입니다. 의료보건 분야와 관련해 남북통일 과정에서 맞닥뜨릴 여러 문제에 대한 연구나 구체적인 대책·해법 마련에 집중할 필요가 있습니다.

둘째, 구호나 말보다는 행동 쪽으로 무게중심이 옮겨 가야 합니다. 중장기적인 구상이나 대책 없이 일회성 이벤트나 캠페인에 머무는 협력이나 지원 사업은 제대로 된 성과를 거두기 어렵습니다. 이제부터는 북한 주민들에게 가장 절실한 분야 중 하나인 의료보건 분야를 선두로 손에 잡히는 통일 준비 노력을 벌여야 한다는 얘기입니다.

셋째, 남북관계나 대북문제를 둘러싼 남남 갈등을 해소할 수 있는 방안의 마련이 요구됩니다. 의료보건 분야도 예외가 아닙니다. 지속 가능한 협력과 지원이 이뤄지려면 우리 사회 내부에서의 화합과 공감대 형성이 필수적입니다. 국민 모두가 공감할 수 있는 대북 지원 방식이나 의료보건 협력 방안도 고민할 때입니다.

지구상에서 가장 불신받는 체제인 북한을 상대로 인도적 차원의 지원과 의료보건 분야 협력 사업을 진행한다는 건 지난至難한 일일 수 있습니다. 하지만 열악한 상황 속에서 의료보건 분야의 혜택에서 소외된 채 고통받는 북한 주민들을 외면할 수는 없습니다. 한국 사회에 정착한 북한이탈주민들은 '먼저 온 통일'이라 할 수 있습니다. 그들을 통해 북한 주민들이 처한 열악한 의료보건 실태를 감지할 수 있고, 미래에 대한 대비책도 마련할 수 있습니다. 우리 민족의 새로운 도약을 가져올 통일을 위한 노력에 의료보건 부문도 주도적인 역할을 모색할 때입니다.

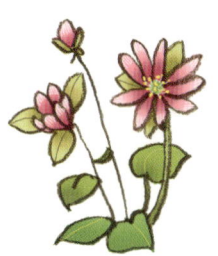

한반도 건강공동체를 위한 길잡이

초판 1쇄 발행일 | 2018년 6월 15일

지은이 | 정기현, 권준수, 김민정, 김석주, 김석중, 김재윤, 김정현,
 김지민, 김현정, 남영화, 유소영, 이소희, 이영종, 이지연,
 이효정, 정인아, 조준성, 주성홍, 지소영, 진소라, 황세희
펴낸이 | 정기현
펴낸곳 | 국립중앙의료원

편집 | 황세희, 이효정
제작 | 구상나무
일러스트 | 엄유진
북디자인 | 꼬리별

출판등록 | 제2016-000060호
주소 | 서울특별시 중구 을지로 245 국립중앙의료원
전화 | 02-2276-2337
팩스 | 02-2276-2319

ⓒ 국립중앙의료원, 2018

ISBN 979-11-958305-6-5 03340

*이 책은 저작권법에 따라 보호를 받는 저작물이므로 무단 전재와 복제를 금합니다.
*잘못된 책은 바꾸어 드립니다.
*책값은 뒤표지에 표시되어 있습니다.